# 儿童中医药预防保健管理

主编 刘 冰 陆 斌 于颖颖

U0198846

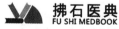

辽宁科学技术出版社
LIAONING SCIENCE AND TECHNOLOGY PUBLISHING HOUSE

拂石医典
FU SHI MEDBOOK

## 内容提要

本书分13章系统介绍了儿童中医药预防保健理论体系、管理方法和实践经验等内容，包括儿童中医药预防保健的管理理念、团队建设、资源管理、质量控制、健康教育管理、健康促进管理、医防融合体系建设管理策略，以及儿童脊柱疾病、科学用药、脑健康、口腔健康、体重、心理健康的管理策略，以期为广大读者提供切实可行的儿童中医药预防保健管理策略，以及科学、实用、新颖的儿童中医药预防保健知识和方法。本书适合儿童中医药预防保健相关的管理者、医务人员等参考阅读。

**图书在版编目（CIP）数据**

儿童中医药预防保健管理 / 刘冰, 陆斌, 于颖颖主编. — 沈阳：辽宁科学技术出版社, 2024.5
ISBN 978-7-5591-3571-1

Ⅰ.①儿… Ⅱ.①刘… ②陆… ③于… Ⅲ.①中医儿科学—预防医学 Ⅳ.①R272

中国国家版本馆CIP数据核字（2024）第095658

出版发行：辽宁科学技术出版社
　　　　　北京拂石医典图书有限公司
地　　址：北京海淀区车公庄西路华通大厦 B 座 15 层
联系电话：010-57262361/024-23284376
E-mail：fushimedbook@163.com
印 刷 者：三河市双峰印刷装订有限公司
经 销 者：各地新华书店

幅面尺寸：170mm×240mm
字　　数：221 千字　　　　　印　张：17.25
出版时间：2024 年 5 月第 1 版　　印刷时间：2024 年 5 月第 1 次印刷

责任编辑：陈　颖　　　　　　　责任校对：梁晓洁
封面设计：潇　潇　　　　　　　封面制作：潇　潇
版式设计：天地鹏博　　　　　　责任印制：丁　艾

如有质量问题，请速与印务部联系　联系电话：010-57262361

定　　价：85.00 元

# 编委名单

# 前　言

《中国儿童发展纲要（2021—2030）》指出："儿童是国家的未来、民族的希望。当代中国少年儿童既是实现第一个百年奋斗目标的经历者、见证者，更是实现第二个百年奋斗目标、建设社会主义现代化强国的生力军。促进儿童健康成长，能够为国家可持续发展提供宝贵资源和不竭动力，是建设社会主义现代化强国、实现中华民族伟大复兴中国梦的必然要求。"

儿童的健康成长不仅关系到家庭的幸福，更是国家未来的希望。随着现代生活方式的改变，儿童面临着越来越多的健康挑战，如营养过剩、运动不足、视力下降、脊柱侧弯、大脑亚健康等诸多问题，这些问题会导致儿童身体机能下降、抵抗力减弱、易患身体及心理疾病。尤其是在目前中国人口出生率逐年下降的危机形势下，如何开展儿童预防保健工作，提高儿童的身体素质和心理健康，已成为当前社会关注的一大焦点。

中医药作为中华民族的瑰宝，有着悠久的历史和深厚的文化底蕴。在预防保健方面，中医药强调"治未病"理念，即通过调节身体内部的阴阳平衡、气血流通，提高机体的自愈能力和抵抗力，从而达到预防疾病的目的。对儿童来说，中医药预防保健方法更加温和、自然，符合儿童的身体生长特点和成长规律。现代医学在诊断、治疗方面具有较高的准确性和效率，而中医药在预防保健、调理身体方面具有独特的优势。两者相互融合，优势互补，为儿童提供更加全面、有效的健康保障。

本书系统地介绍了儿童中医药预防保健理论体系、管理方法和实践经验等内容，包括儿童生理特点、常见高发健康问题、中医药预防保健方法等。同时，本书深入探讨前沿医学知识、脑科学研究领域、脑健康与教育融合等方面内容，以期为广大读者提供科学、实用、新颖的儿童中医药预防保健知识和方法，也期待与志同道合的同仁们开展合作，共同进步，助力我国儿童中医药预防保健事业蓬勃发展。

# 目 录

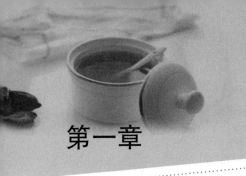

# 第一章

# 儿童中医药预防保健的管理理念

《中国儿童发展纲要（2021—2030）》（见附录）中指出："儿童是国家的未来、民族的希望。当代中国少年儿童既是实现第一个百年奋斗目标的经历者、见证者，更是实现第二个百年奋斗目标、建设社会主义现代化强国的生力军。促进儿童健康成长，能够为国家可持续发展提供宝贵资源和不竭动力，是建设社会主义现代化强国、实现中华民族伟大复兴中国梦的必然要求。党和国家始终高度重视儿童事业发展，先后制定实施三个周期的中国儿童发展纲要，为儿童生存、发展、受保护和参与权利的实现提供了重要保障。"

儿童中医药预防保健是指在中医理论的指导下，运用中医药的方法和技术，对儿童进行健康管理和疾病预防的一种综合性保健方式。它旨在通过调整儿童的饮食、起居、运动等方面，结合中医药的调理方法，增强儿童的体质，提高抵抗力，预防疾病的发生，促进儿童的健康成长。

儿童中医药预防保健的方法包括饮食调养、起居调摄、运动保健及中医药保健方法等。饮食调养是根据儿童的年龄和体质特点，合理安排饮食，确保营养均衡。起居调摄是注意儿童的衣着、睡眠等方面，培养良好的生活习惯。运动保健是通过适当的体育锻炼，增强儿童的体质和协调能力。而中医药保健方法则包括按摩、捏脊、摩腹等，这些方法可以在专业医师的指导下进行，调整脏腑功能，增强体质，预防疾病。

儿童中医药预防保健注重整体调理和个体化治疗，旨在提高儿童的身体素质和抵抗力，预防疾病的发生。然而，需要注意的是，儿童中医药预防保健应在专业医师的指导下进行，避免不当操作导致不良后果。同时，家长也应关注儿童的健康状况，及时发现并处理健康问题，确保儿童健康成长。

# 第一节　管理理念的形成与意义

## 一、管理理念的形成

儿童中医药预防保健管理理念的形成过程是一个长期而复杂的过程，它结合了中医药学的核心理念、儿童的生长发育特点、实践经验的积累及对现代医学的借鉴等多个方面的因素。这一理念的形成，为儿童中医药预防保健的实践提供了指导，也为促进儿童健康成长提供了有力支持。儿童中医药预防保健管理理念的形成过程，可以追溯到中医药学的悠久历史和丰富实践。这一理念的形成，主要基于以下四个方面：

### （一）中医药学的核心理念

中医药学一直强调"治未病"的理念，即在疾病发生前进行预防，通过调整身体状态，增强抵抗力，达到预防疾病的目的。"治未病"的预防思想，是中医药学的重要特色之一。在儿童中医药预防保健中，这一思想的应用体现在注重预防疾病的发生，通过调整儿童的生活习惯、提高身体素质等方式，预防疾病的发生。这种预防为主的保健方法，有助于降低儿童疾病发生率，减少疾病对儿童健康的影响。

1. 整体观念　中医认为，人体是一个有机整体，各脏腑之间有着密切的联系。因此，在儿童中医药预防保健中，应注重整体调理，通过调节脏腑功能，提高儿童的抵抗力，预防疾病的发生。

2. 辨证施治　中医强调个体差异，对于不同体质、不同症状的儿童，应采用不同的预防保健方法。通过辨证施治，根据儿童的体质和症状，制订个性化的预防保健方案，以达到最佳效果。

3. 预防为主　中医药预防保健注重未病先防，强调在儿童未出现疾病症状时，采取预防措施，提高儿童的身体素质，增强抵抗力，预防疾病的发生。

4. 注重调理　中医药预防保健注重调理，通过调整儿童的饮食、作息、运动等方面，改善儿童的生活习惯，提高身体素质，预防疾病的发生。

5. 综合治疗　中医药预防保健强调综合治疗，即在预防保健过程中，采用多种方法，如食疗、按摩、运动等，综合调理儿童的身体，达到最佳效果。

### （二）儿童的生长发育特点

儿童处于生长发育的旺盛阶段，脏腑娇嫩，对营养的需求较高，但同时也容易出现脏腑功能失调、营养不良等问题。因此，儿童中医药预防保健管理理念的形成，充分考虑了儿童的生长发育特点，注重从整体上进行调理，增强儿童的体质和抵抗力。

### （三）实践经验的积累

中医药学在长期的临床实践中，积累了丰富的儿童预防保健经验。这些经验包括对儿童常见疾病的预防、对营养不良的调理、对脏腑功能失调的调整等。这些实践经验的积累，为儿童中医药预防保健管理理念的形成提供了有力的支撑。

### （四）对现代医学的借鉴

随着现代医学的发展，对儿童健康管理的认识也在不断提高。儿童中医药预防保健管理理念的形成过程中，也借鉴了现代医学的理念和方法，注重科学性和实用性相结合。

## 二、管理的意义

《中国儿童发展纲要（2021—2030）》中还指出："当前，我国正处于实现'两个一百年'奋斗目标的历史交汇期。坚持党的全面领导，坚持以人民为中心，坚持新发展理念，统筹推进'五位一体'总体布局，协调推进'四个全面'战略布局，推进国家治理体系和治理能力现代化，构建人类命运共同体，为儿童事业发展提供了重大机遇、擘画了美好前景。站在新的历史起点上，需要进一步落实儿童优先原则，全面提高儿童综合素质，培养造就德智体美劳全面发展的社会主义建设者和接班人，引领亿万儿童勇担新使命、建功新时代。"

儿童中医药预防保健管理的意义主要体现在以下几个方面：

1. **增强儿童体质**　中医药预防保健强调整体调理，通过饮食、起居、运动等多方面的综合干预，能够增强儿童的体质，提高抵抗力，减少疾病的发生。

2. **促进儿童生长发育**　中医药学注重个体差异和年龄特点，针对不同年龄段的儿童提供个性化的保健方案，有助于促进儿童的生长发育。

3. **预防疾病**　中医药预防保健强调"治未病"的理念，即在疾病发生前进行预防。通过调整身体状态，提高抵抗力，可以有效预防儿童常见疾病的发生。

4. **提高生活质量**　通过中医药预防保健管理，可以解决儿童的睡眠、饮食等方面的问题，提高儿童的生活质量。

5. **促进家庭健康**　儿童中医药预防保健不仅关注儿童个体健康，也注重家庭整体的健康管理。通过家庭成员的共同参与，可以形成良好的健康习惯，促进家庭整体健康。

6. **传承和发展中医药文化**　儿童中医药预防保健的推广和实践，有助于传承和发展中医药文化，让更多的人了解和认可中医药的独特价值。

儿童中医药预防保健管理对于增强儿童体质、促进生长发育、预防疾病、提高生活质量等方面都具有重要意义。同时，它也有助于传承和发展中医药文化，推动中医药事业的持续发展。

# 第二节　管理理念在实践中的应用

## 一、管理理念实践的途径

儿童中医药预防保健管理理念可以通过以下途径进行实践：

### （一）学校健康教育

学校可以开设中医药预防保健课程，通过课堂教学、实践活动等形式，向学生传授中医药预防保健知识，培养学生的健康意识和自我保健能力。

### （二）家庭教育

家长可以学习中医药预防保健知识，了解儿童的体质特点和营养需求，为儿童制订个性化的饮食计划和运动计划及提供良好的起居环境，促进儿童的健康成长。

### （三）社区健康服务

社区可以建立中医药预防保健服务中心，为儿童提供中医体质辨识、健康咨询、饮食指导等服务。同时，可以组织健康讲座、亲子活动等，普及中医药预防保健知识，提高家长的健康素养。

### （四）医疗机构服务

医疗机构可以为儿童提供中医药预防保健服务，如中医儿科门诊、中医推拿按摩等。医师可以根据儿童的体质状况和健康需求，制订个性化的中医药预防保健方案，帮助儿童增强体质、预防疾病。

### （五）网络健康教育

利用互联网资源，可以开展在线中医药预防保健教育。例如，制作和发布相关视频、图文资料等，让家长和儿童随时随地学习中医药预防保健知识。

### （六）政策引导和支持

政府可以出台相关政策，鼓励和支持中医药预防保健事业的发展。例如，加大对中医药预防保健服务的投入，提高中医药预防保健服务的覆盖率和质量等。

综上所述，儿童中医药预防保健管理理念的实践途径多种多样，包括学校健康教育、家庭教育、社区健康服务、医疗机构服务、网络健康教育及政策引导和支持等。这些途径是儿童中医药预防保健管理体系的重要组成部分，为儿童的健康成长提供了有力保障。

## 二、管理理念实践的内容

儿童中医药预防保健管理理念的实践主要体现在以下几个方面：

### （一）个性化保健方案

根据儿童的年龄、体质、季节等因素，制订个性化的中医药预防保健方案。这包括饮食调理、起居调摄、运动保健等方面的具体指导，旨在增强儿童的体质和抵抗力。

### （二）健康教育

通过健康教育活动，向家长和儿童传授中医药预防保健知识，培养正确的健康观念。这包括饮食营养、运动锻炼、疾病预防等方面的内容，帮助家长和儿童了解中医药预防保健的重要性和方法。

### （三）饮食调理

根据儿童的体质和营养需求，进行饮食调理。这包括合理搭配食材，适当增减食物烹饪方式，保证均衡营养。同时，避免过度饮食和偏食，培养良好的饮食习惯。

### （四）起居调摄

指导儿童养成良好的生活习惯，包括规律的作息、适当的穿着及保持室内通风等。通过调整起居环境，为儿童创造一个舒适、健康的成长环境。

### （五）运动保健

根据儿童的年龄和体质，制订适当的运动计划。通过运动锻炼，增强儿童的体质和协调能力，促进身体发育。同时，注意运动的安全性和适度性，避免运动损伤。

### （六）中医药调理

在必要时，采用中医药调理方法，如按摩、捏脊、摩腹等。这些方法可以调整脏腑功能、增强免疫力、预防疾病。但需要注意的是，中医药调理应在专业医师的指导下进行，确保安全和有效。

综上所述，儿童中医药预防保健管理理念的实践是一个综合性的过程，包括个性化保健方案、健康教育、饮食调理、起居调摄、运动保健及中医药调理等多个方面的内容。这些实践措施旨在增强儿童的体质和抵抗力，预防疾病的发生，促进儿童的健康成长。

## 三、管理理念与医防融合应用

儿童中医药预防保健管理理念与医防融合的理念是相辅相成的。医防融合强调的是医疗和预防的紧密结合，旨在通过综合干预措施来提高人群的健康水平，减少疾病的发生。而儿童中医药预防保健管理理念则注重个性化、综合性和整体性的保健方法，强调预防为主，注重调整儿童的身体状态，增强其抵抗力。

将儿童中医药预防保健管理理念与医防融合相结合，可以在以下几个方面发挥作用。

## （一）综合干预

结合中医药预防保健方法和现代医学的预防措施，进行综合干预。例如，在疫苗接种、健康教育等方面，可以结合中医药的理念和方法，提高预防效果。

## （二）个性化保健

根据儿童的体质、年龄和健康状况，制订个性化的中医药预防保健方案。这种个性化的保健方案可以与医疗机构的诊疗服务相结合，为儿童提供更加全面和个性化的保健服务。

## （三）健康管理

通过建立健康档案、定期健康检查等方式，对儿童的健康状况进行全程管理。在健康管理中，通过融入中医药的理念和方法，如体质辨识、饮食调理、运动保健等，可以提高健康管理的效果。

## （四）健康教育

加强儿童及其家长的中医药预防保健知识教育，提高他们对中医药的认知和信任度。通过健康教育活动，可以普及中医药预防保健知识，培养儿童的健康意识和自我保健能力。

## （五）资源整合

整合中医药资源和现代医学资源，形成协同作用。例如，在医疗机构中设立中医药预防保健门诊或服务区，将中医药预防保健服务纳入医疗体系，方便儿童及其家长接受服务。

儿童中医药预防保健管理理念与医防融合的结合，可以推动儿童健康管理的综合化、个性化和全程化，提高儿童的健康水平和预防疾病的能力。同时，这也需要医疗机构、家庭、学校和社会各界的共同参与和努力。党的二十大报告中强调"高质量发展是全面建设社会主义现代化国家的首要任务"。笔者所在青岛市作为国家公立医院高质量发展国家级试点地区，各医院在管理创新方面做出了许多有益的探索，开展了管理研究项目课题招标。后文提及的《基于运气理论创新发展儿科常见病医防融合体系建设范式》为中标课题，为儿童中医药预防保健管理开启了研究探索新路径，同时寻求可复制模式，力争将中医药预防保健体系建设推广应用，促进儿童健康、全民健康。课题组成员根据国务院办公厅印发的《中医药振兴发展重大工程实施方案》工作精神要求，重点关注中医药健康服务高质量发展工程，着力彰显优势、夯实基层、补齐短板，健全中医药服务体系，促进优质中医医疗资源均衡布局，发挥中医药整体医学优势，提供融预防保健、疾病治疗和康复于一体的中医药健康服务。同时着重对中医药数字便民和综合统计体系建设的总体要求，结合医院中医药特色优势，以及前期课题研究基础，开展相关项目研究，旨在将临床应用研究经验与社会非医疗体系资源整合、产生聚集效应。通过创新发展儿科常见病医防融合体系建设模型的建立，将中医药传承创新和现代化工程紧密结合，对儿童常见病防治体系建设、中医特色优势技术推广、中医药专病专治人才培养等方面进行全方位模型建设，通过试点应用，对比取得效果，逐层推广，"创新、创投、创融"三创合一，医防融合新模式，对儿童常见病防治体系提出了新的具有中医特色、中西并重的"海慈方案"。

# 第三节　管理理念的持续改进与创新

## 一、管理理念的持续改进

儿童中医药预防保健管理理念的持续改进需要多方面的共同努力和支持。通过持续学习和培训、反馈和评估、科学研究与实践验证、创新和发展、政策支持和推广、多学科合作等方式，不断提升儿童中医药预防保健管理的水平和效果，为儿童的健康成长提供更好的保障。儿童中医药预防保健管理理念的持续改进是推动该领域不断发展和进步的关键。

## （一）持续学习和培训

医疗工作者和家长应持续学习和了解最新的中医药预防保健知识和技术。通过参加专业培训、研讨会、在线课程等方式，不断更新和提升自己的知识和技能。

## （二）反馈和评估

建立有效的反馈机制，对中医药预防保健的实施效果进行评估。收集家长、儿童和医疗工作者的反馈意见，分析存在的问题和不足，并据此调整和改进保健方案。

## （三）科学研究和实践验证

鼓励和支持中医药预防保健的科学研究，通过实践研究验证其有效性和安全性。将科研成果转化为实践应用，不断优化和完善儿童中医药预防保健方法。

## （四）创新和发展

在保持中医药特色的基础上，不断创新和发展儿童中医药预防保健的理念和方法。结合现代医学和科技手段，探索更加高效、便捷的预防保健途径。鼓励创新思维：鼓励中医药从业人员在预防保健实践中发挥创新精神，探索新的预防保健方法和技术，为儿童中医药预防保健领域注入新的活力和动力。

## （五）政策支持和推广

政府和相关机构应出台政策支持儿童中医药预防保健事业的发展。通过制定相关标准和规范，推动中医药预防保健在儿童群体中的普及和应用。

## （六）多学科合作

加强中医药与其他医学领域的合作与交流，共同推动儿童健康事业的发展。通过跨学科的合作，整合各种资源和技术手段，为儿童提供更加全面、个性化的预防保健服务。强化跨学科合作：加强中医药学与现代医学、营养学、心理学等学科的跨学科合作，共同研究儿童健康问题，制订综合性的预防保健方案，提高预防保健效果。

### （七）跟踪最新研究成果

密切关注中医药领域的最新研究成果，包括新的中药制剂、治疗方法、预防策略等，及时将这些最新成果应用于儿童中医药预防保健实践中，提高预防保健效果。

### （八）引入现代科技手段

利用现代科技手段，如大数据分析、人工智能等，对儿童中医药预防保健进行科学化、精准化管理。通过对大量数据的分析，发现儿童健康问题的规律和趋势，为制定更为精准的预防保健策略提供依据。

### （九）推动中医药国际化

加强与国际中医药界的交流与合作，学习借鉴国际先进的中医药预防保健理念和方法，推动中医药预防保健理念在国际上的传播和应用。

总之，儿童中医药预防保健管理理念的持续改进需要不断跟踪最新研究成果、引入现代科技手段、强化跨学科合作、推动中医药国际化及鼓励创新思维等多方面的努力。通过这些措施的实施，可以推动儿童中医药预防保健领域不断发展和进步，为儿童的健康提供更好的保障。

## 二、管理理念的创新

儿童中医药预防保健管理理念的创新指的是在传统的中医药预防保健理论基础上，结合现代医学、科技、教育和社会发展的理念，对儿童中医药预防保健进行新的思考和实践。这种创新旨在更好地满足当代儿童健康的需求，提高中医药预防保健的效果和影响力。儿童中医药预防保健管理理念的创新可以从以下几个方面进行。

### （一）技术创新

结合现代科技手段，如人工智能、大数据分析等，对儿童中医药预防保健进行技术创新。例如，利用大数据分析儿童的健康数据，为个性化保健方案的制订提供科学依据；通过人工智能辅助中医药诊疗，提高诊疗的准确性和效率。

### （二）模式创新

探索新的中医药预防保健模式，如线上线下相结合的服务模式、社区家庭医师服务模式等。这些新模式可以更好地满足儿童及其家长的需求，提高中医药预防保健的可达性和便利性。

### （三）产品创新

开发适合儿童使用的中医药预防保健产品，如中药颗粒剂、外用贴剂等。这些产品应具有安全、有效、方便使用的特点，方便儿童及其家长在日常生活中使用。

### （四）服务创新

提升中医药预防保健服务的质量和水平，如开展中医药健康咨询、健康讲座等服务，为儿童及其家长提供更加全面、个性化的健康指导。

### （五）教育理念创新

将中医药预防保健知识融入儿童教育中，培养儿童的健康意识和自我保健能力。通过创新教育理念和方法，使儿童从小养成良好的健康习惯。

### （六）国际合作与交流

加强与国际中医药预防保健领域的合作与交流，引进和借鉴国际先进经验和技术，推动儿童中医药预防保健管理理念的创新和发展。

儿童中医药预防保健管理理念的创新需要与时俱进，结合现代科技和社会发展，不断探索和实践新的理念和方法。通过技术创新、模式创新、产品创新、服务创新、教育理念创新及国际合作与交流等方式，推动儿童中医药预防保健事业的持续发展。

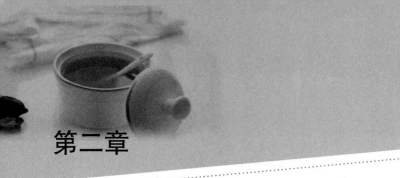

# 第二章

# 儿童中医药预防保健的团队建设

随着社会保障制度的完善及经济社会的快速发展，我国卫生及医疗水平得到了大幅度的提升，居民主要健康指标已总体优于中高等收入国家平均水平。从2013年起，国家基本公共卫生服务中首次增加中医药项目。2013年7月，原国家卫生和计划生育委员会联合国家中医药管理局联合印发了《中医药健康管理服务规范》，将对0～36月龄的婴幼儿家长传授儿童中医饮食调养及中医保健方法纳入其中。2019年全国中医药大会召开期间，习近平总书记做出重要指示："充分发挥中医药防病治病的独特优势和作用，为建设健康中国、实现中华民族伟大复兴的中国梦贡献力量。"党的十八大以来，以习近平同志为核心的党中央把培养好少年儿童作为一项战略性、基础性工作，坚持儿童优先原则，大力发展儿童事业，保障儿童权利的法律法规政策体系进一步完善。截至2020年底，婴儿、5岁以下儿童死亡率分别从2010年的13.1‰、16.4‰下降到5.4‰、7.5‰，农村留守儿童、困境儿童等弱势群体得到更多关爱和保护，儿童发展和儿童事业取得了历史性新成就。

中医药是中华民族历经几千年实践锤炼传承下来的瑰宝，是我国的医学精髓，是数千年中华传统文化的重要组成部分。深入挖掘中医药的精髓所在，利用这一优质健康服务资源，对我国健康事业发展具有重要意义。国家中医药管理局始终高度重视我国中医儿科的建设和健康发展，在全国布局建设了37个中医儿科国家重点专科，遴选了10个国家儿科区域中医诊疗中心。截至2023年底，全国三级公立中医院中有93%设置了儿科，二级公立医院有73%设置了儿科。2023年11月23日，国家中医药管理局发布《关于进一步加强中医医院儿科建设的通知》，就加强中医医院儿科建设提出13条举措，以期充分发挥中医药在保障儿童健康中的重要作用，扩大服务供给，提高服务质量，加快推动我国中医医院儿科高质量发展。《通知》还指出到2025年，实现全国三级中医医院、中西医结合医院儿科设置全覆盖，二级中医医院、中西医结合医院80%以上设置儿科，少数民族医医院结合实际设置儿科。中医药理念与治疗方法被认为是预防保健的首选。相比儿童预防保健而言，儿童中医药预防保健具有绿色健康、安全有效、实操性和便捷性强的优势。在这样的背景下，儿童中医药预防保健团队的构建与管理就显得尤为重要。本章围绕团队结构的优化、团队能力的提升、团队绩效的评估与管理三个方面，探讨如何建设一支高效、专业的儿童中医药预防保健团队。

# 第一节　团队结构的优化

## 一、团队组成

儿童健康关系家庭幸福、关系国家未来，构建一支高水平、多学科的中医儿科预防保健团队尤为重要。考虑儿童体质及生理特点等多方面因素，儿科预防保健团队的建设要以儿童内科为基础，组建以预防保健、心理行为分析治疗、康复治疗为特色的多学科交叉团队。因此，儿童中医药预防保健团队结构优化后的组成主要包括中医儿科医师、儿科中药师、针灸推拿师、中医儿科护士、中医儿科营养师、儿童心理咨询师等。

### （一）中医儿科医师

中医儿科医师是儿童中医药预防保健团队的核心骨干，负责为儿童进行全面的身体检查，评估健康状况，提出中医药预防和保健建议；其熟悉各种中医理论，能够根据儿童的体质特点，制订个性化的预防保健方案。国家中医药管理局的相关通知明确指出，关于中医儿科医师人才队伍的建设要坚持培育为主，加强中医儿科人才队伍建设。在中医院内部薪酬分配机制中向儿科倾斜，保障儿科医务人员收入不低于本单位同级别医务人员平均水平。搭建国家—省—市—县中医儿科建设交流平台，加强中医院儿科医师及护理人员培训，培养一批中医思维牢、实践能力强、临床疗效好的中青年骨干人才。在中医医师规范化培训中招收中医儿科专业本科毕业生。支持中医院对临床类别儿科专业医师开展中医药专业知识和技能轮训，逐步做到"能西会中"，并在学习时间、薪酬待遇等方面予以保障。

中医儿科医师的主要工作内容包括：

1. **健康监测**　定期对儿童进行健康检查，包括身高、体重、体温、呼吸、脉搏等基本指标。如果发现异常情况比如生长发育迟缓、注意力不集中、多动症等，应及时通知家长到相关儿科科室进一步检查就诊。

2. **预防接种**　对儿童进行计划性的疫苗接种，预防各类传染病的发生，有效促进儿童身心健康的良好发展。特别是基层医院中医儿科医师，应确保每名儿童按照规定接种疫苗，并跟踪疫苗接种后情况，确保所有儿童都得到充分保护。

3. **健康教育**　儿童家长的文化程度存在一定差异性，城市与农村及不同地区儿童的家庭环境也存在一定差异性，同时，因照顾儿童者多为老年人，导致儿童家长对保健知识的掌握存在不一致性，部分家长缺乏基本的防范知识及相关技能。利用各种媒体渠道，如社交网络、微信公众号等，发布有关儿童预防保健、疾病预防和中医养生知识的宣传资料，向家长提供有关儿童健康和营养的知识，包括饮食、运动、卫生等方面。在医院、社区、农村医疗卫生站等场所定期举办健康讲座和活动，提高家长对儿童预防保健的认识。

4. **疾病预防** 根据中医理论，制订适合儿童的预防方案，如中医推拿、艾灸等，以增强儿童抵抗力，预防疾病。以低出生体重、贫血、肥胖、心理行为异常、视力不良、龋齿等儿童健康问题为重点，推广儿童疾病防治适宜技术，建立早期筛查、诊断和干预服务机制。

5. **诊疗协助** 在儿童出现疾病症状时，提供必要的诊疗协助，如开具中药处方、针灸等。及时将病情严重或需要转诊的儿童转诊至其他科室或上级医疗机构。组织儿童中医药预防保健团队对疑难病例患儿进行会诊或多学科会诊。

### （二）儿科中药师

儿童作为社会群体中的特殊群体，认知有限而无法自述感受与症状，这对儿童用药的剂量、疗程、适应证及副作用评估提出了更高的要求。中医理论认为儿童具有"脏腑柔弱，五脏六腑，成而未全，全而未壮"的特点，同时儿童还有"易寒易热、易虚易实"的特点。随着我国"二胎、三胎政策"的全面放开，儿科人口数量远期将持续增加，儿童药物市场需求也将随之增加。因此，儿科中成药的应用前景广阔。尽管儿科中药市场需求大，但儿科中成药的使用现状也存在一些问题。我国儿科用药发展起步较晚，技术研发较为落后，导致市场上儿科专用药品种少、剂型少、剂量规格少。大部分药物都没有儿童剂型，常常以成人用药替代，因此产生了安全隐患。

目前我国儿童群体口服中成药使用较广泛，由于儿童的生理特点和成人不同，因此在使用中成药时，需要特别注意剂量、用法和禁忌等方面。儿童口服中成药的种类繁多，涵盖了多个方面，包括小儿肺热咳喘颗粒、小儿消食颗粒、醒脾养儿颗粒、化积口服液等。这些中成药的成分多为中药材，具有不同的功效，如健胃健脾、调理脾胃、顺气降逆、消积止痛、定惊消滞等。在使用儿童口服中成药时，需要遵循一定的用药原则。要根据儿童的年龄、体质和病情来选择合适的药物。要严格按照说明书或医生的指导用药，避免超量或长期使用。同时，儿童中医药预防保健团队以及家长需要密切观察孩子的反应，如出现不适或过敏反应，应及时就医。

因此，儿科中药师的职责主要包括：

1. **用药指导与咨询**　儿科中药师需要向家长或患儿提供用药指导，包括药物的服用方法、剂量、注意事项等，确保患儿正确使用中药。此外，还应回答家长或患儿关于中药的咨询，提供科学的解答和建议。

2. **药物审方与调配**　儿科中药师负责审核医师开具的中药处方，确保处方中的药物种类、剂量和用法适合儿童的体质和病情。他们还需根据处方准确调配药物，确保药物的质量和安全性。

3. **药物不良反应监测与处理**　儿科中药师需要关注患儿在用药过程中的不良反应，一旦发现异常情况，应及时采取措施进行处理，并向主管医师报告。他们还需要对药物的不良反应进行记录和分析，为改进用药方案提供依据。

4. **药物知识普及与教育**　儿科中药师有责任向家长和患儿普及中药知识，包括中药的功效、用途、副作用等，帮助他们树立正确的用药观念。此外，还可以通过举办讲座、发放宣传资料等方式，提高公众对中药的认识和了解。

5. **参与药物研究与开发**　中医药是我国传统物质文化中的瑰宝，青蒿素用于治疗疟疾已经得到全世界的认可。许多中药化合物的提纯及深入研究尚需中药专业学生及科研人员、中药师前赴后继的深入挖掘。儿科中药师可以参与中药的研究与开发工作，为改进中药制剂、提高中药疗效和降低不良反应等方面提供技术支持和建议。

**（三）小儿针灸推拿师**

中医古籍中记载的针灸方法治疗儿科病症达65种之多。小儿针灸推拿师运用传统中医学理论和方法，为儿童提供个性化的保健方案。针对儿童生理特点，注重调理脏腑、平衡气血，通过推拿穴位，刺激经络，促进气血运行，提高身体抵抗力以达到增强体质、预防疾病的目的。小儿针灸疗法是以经络腧穴理论为基础，通过不同的刺灸方法，调整阴阳及脏腑功能，达到疏通经络、调理气血、扶正祛邪的效果。小儿针灸法简便、安全、无副作用，技术手段主要包括针刺和灸法。小儿针刺主要包括头针、体针、电针、耳针等。小儿针灸推拿师在继承传统针灸方法的基础上要勇于开拓创新，将现代技术手段与传统中医针灸推拿方法相结合。现代医学和现代科技手段，如超声、电针、红外线等，丰富了小儿针灸的治疗方法，提高了治疗效果。国家中医药管理局发布的中医院建设的相关通知明确提出针对病因明确、中医特色突出、疗效确切的发热、咳嗽、鼻炎、食积、腹泻、遗尿等儿童常见病，推广应用小儿推拿、中药药浴、穴位贴敷等中医药适宜技术。

小儿推拿是在中医儿科学和中医推拿学的基础理论指导下，运用各种手法刺激穴位，使经络通畅、气血流通，以达到调整脏腑功能、治病保健目的的一种中医外治疗法（物理方法）。小儿推拿于2013年被正式列入"国家基本公共卫生服务项目"，是中医药项目第一次进入公共卫生项目。小儿推拿的治疗体系形成于明代，以《保婴神术按摩经》等小儿推拿专著的问世为标志。小儿推拿的穴位有点状穴、线状穴、面状穴等，在操作方法上强调轻快柔和、平稳着实，注重补泻手法和操作程序，对小儿常见病、多发病如腹泻、消化不良、小儿麻痹症等均有较好疗效。

小儿针灸推拿师职责如下：

1. 协助中医儿科医师进行日常诊疗工作，为儿童提供专业的推拿治疗，促进儿童健康发育和成长。

2. 根据儿童的身体状况、疾病情况、生理特点，制订个性化合理的推拿方案，确保治疗的针对性和有效性。

3. 积极与家长沟通，向家长解释推拿治疗的过程和效果，解答家长的问题，向家长传授基本的推拿手法，建立良好的医患关系。

4. 参与小儿推拿技术的研究和开发，积极学习现代技术手段，结合超声、红外线等提高推拿效果，不断提高自己的专业水平，挖掘传统中医宝藏，为更多的儿童提供优质的推拿服务。

5. 定期参加小儿推拿培训，提升自己的专业素养，确保为儿童提供安全有效的推拿治疗。通过培训，与同行多沟通交流，学习专业的小儿推拿技巧和方法，为儿童提供更专业的推拿治疗。

6. 严格遵守医疗安全规定和操作规程，确保治疗过程的安全和有效。维护医疗设备，确保设备的正常运行，避免医疗风险。小儿针灸推拿师需要具备高度的责任心、耐心和细致的特质，以确保推拿治疗安全、有效。

### （四）中医儿科护士

中医儿科护士负责为儿童提供常规及特殊护理服务，确保儿童安全。中医儿科护士与成人科室及其他儿科护士不同的是还需掌握儿科中医技术。

中医儿科护士的职责如下：

1. 对所管理的患者实施全程的护理服务。

2. 严格交接班，评估所管理的患者的基本情况，做好护理计划。

3. 参加医师对所负责患者的查房，了解病情、治疗及对护理的要求，及时调整护理措施。

4. 给所管理的患者提供包括生活护理、病情观察、治疗、健康指导在内的全面、全程的护理服务等。

5. 中医儿科护士还需要学习中医技术如刮痧技术、穴位敷贴技术、中药泡洗技术、中药涂药技术等，具体如下：

（1）刮痧技术：是在中医经络腧穴理论指导下，应用边缘钝滑的器具，如牛角类、砭石类等刮板或匙，蘸上刮痧油、水或润滑剂等介质，在体表一定部位反复刮动，使局部出现痧斑，通过其疏通腠理，驱邪外出；疏通经络，通调营卫，和谐脏腑功能，达到防治疾病的一种中医外治技术。适用于外感性疾病所致的不适，如高热头痛、恶心呕吐、腹痛腹泻等。

（2）穴位敷贴技术：是将药物制成一定剂型，敷贴到人体穴位，通过刺激穴位，激发经气，达到通经活络、清热解毒、活血化瘀、消肿止痛、行气消痞、扶正强身作用的一种操作方法。适用于各种疮疡及跌打损伤等疾病引起的疼痛；消化系统疾病引起的腹胀、腹泻、便秘；呼吸系统疾病引起的咳喘等症状。

（3）中药泡洗技术：是借助泡洗时洗液的温热之力及药物本身的功效，浸洗全身或局部皮肤，达到活血、消肿、止痛、祛瘀生新等作用的一种操作方法。适用于外感发热、失眠、便秘、皮肤感染及中风恢复期的手足肿胀等症状。泡洗方法包括全身泡洗和局部泡洗。儿童常用局部泡洗，需要注意水温并观察患儿的呼吸、面色、有无哭闹等表现。

（4）中药涂药技术：是将中药制成水剂、酊剂、油剂、膏剂等剂型，涂抹于患处或涂抹于纱布外敷于患处，达到祛风除湿、解毒消肿、止痒镇痛的一种操作方法。适用于跌打损伤、烫伤、烧伤、疖痈、静脉炎等。涂药后，观察局部及全身的情况，如出现丘疹、瘙痒、水疱或局部肿胀等过敏现象，停止用药，将药物擦洗干净并报告医师，配合处理。

### （五）中医儿科营养师

儿童营养学是一门研究小儿合理营养、疾病防治和卫生保健的学科。儿科对营养学的认识是从营养缺乏开始的。随着社会经济的快速发展和人民生活水平的日益提升，儿科医师逐步意识到不同年龄阶段的小儿其生理特点和病理现象各异，环境条件、膳食营养供应和卫生保健状况对儿童健康和疾病发生发展影响不同，同时营养学、免疫学、生理学、微生物学等基础学科快速发展，儿童营养学的内涵更加丰富。传统的营养学主要关注营养素，食物是营养素的综合体，而营养学的发展得益于近代生物化学的飞速进步，科学家对食物成分及人体代谢方式等进行分析总结，逐步形成了儿童营养学。随着社会生活模式的改变，儿童疾病谱也发生了变化。因此，现代营养概念认为，我们应该将营养过程看作是生命现象的一个重要组成部分。营养的摄取和吸收是一个动态的生命过程，而非营养素的简单叠加。儿童营养学是一个综合性的学科，涵盖了人体对食物的消化、吸收、利用等方方面面。总之，营养学是一个涉及生命科学、生理学、生物化学等多个领域的学科，它不仅关注营养素的摄入，更关注生命体整体均衡协调的健康状况。

儿童营养学涵盖了从胎儿期到青少年期的各个阶段。在这个过程中，儿童的身体需要各种营养素，如蛋白质、碳水化合物、脂肪、维生素和矿物质等，以支持他们的生长发育。这些营养素在食物中均有提供，但食物的质量、摄入量和适宜的饮食时间同样重要。在儿科营养师的指导下从小养成良好的饮食习惯可以降低患病风险，提高身体免疫力。营养不良可能会引发各种健康问题，如贫血、佝偻病和生长迟缓等。少数情况下，儿科营养师还要考虑儿童食用食物后发生不良反应的原因。如因食用蚕豆而诱发的"蚕豆病"，是一种葡萄糖-6-磷酸脱氢酶缺乏的一种X染色体连锁遗传病。缺少这种酶的儿童体内氧化应激系统失衡，易造成急性溶血性黄疸和溶血性贫血，蚕豆因含有氧化物质而成为了致命的"毒药"。

中医儿科营养师要运用中医理论，结合现代营养学知识，为儿童提供科学、合理的营养膳食，助力他们健康成长。其职责如下：

1. 运用中医理论，分析儿童的体质，根据寒热虚实，为儿童制订适合的食疗方案。定期为儿童进行体格发育评估，根据儿童的年龄、性别、遗传因素等，制订个性化的营养方案。

2. 指导家长通过合理搭配食材，利用药食同源，提高儿童的免疫力。结合儿童日常饮食习惯，提供针对性的饮食建议，帮助家长调整儿童的膳食结构。如针对体内缺乏乳糖酶的儿童，食用乳糖制品后发生腹胀、腹泻等症状，考虑到原因的同时还要指导家长掌握饮用牛奶等制品的技巧：勿在清晨空腹喝奶、饮用舒化奶、选择特殊加工的乳制品等。

3. 针对季节变化，提供相应的中医养生建议，如春季养肝、夏季消暑、秋季润燥、冬季温补等。针对特殊体质或疾病的儿童，提供专业的营养干预方案，确保儿童获得足够的营养素。

4. 定期组织家长培训，传授科学喂养知识，提高家长对儿童营养膳食的重视程度。解答家长在喂养过程中遇到的问题，提供个性化的咨询建议。分享成功案例，传递正能量，增强家长对中医儿科营养师的信任度。

5. 与儿科医师、护士等其他团队成员保持良好沟通，共同为儿童提供全面的医疗服务。与营养科、厨房等部门密切配合，确保儿童获得均衡营养。参与相关学术交流活动，不断更新专业知识，提高服务水平。

### （六）儿童心理咨询师

儿童心理咨询师以儿童为核心，融合心理学、教育学、生理学3个学科内容，将儿童放入教育生态中综合考虑，为有需求的儿童提供心理咨询服务，帮助他们克服心理障碍。随着经济社会的快速发展、人民物质生活水平的提高及精神文化需求的增高，儿童的疾病谱发生着不可忽视的变化。多方面因素带来的儿童青少年心理健康问题发生率逐年上升，如儿童社交恐惧症、儿童多动症、儿童自闭症、儿童学习障碍等已成为关系国家和民族未来的重要公共卫生问题。互联网广泛普及和电子产品的广泛应用等因素也影响着儿童青少年的心理成长。2020年起受新型冠状病毒疫情的影响，居家隔离、延迟开学、户外运动减少等情况的发生，也导致了儿童青少年消极情绪增加、冲动行为增加和亲子矛盾加剧等问题。近年来发生的屡见不鲜的校园霸凌事件，也与儿童心理息息相关。

儿童心理咨询师的主要职责是为有需求的儿童提供心理咨询服务，帮助他们解决各种心理问题，如情绪管理、学习困难、行为问题等。具体如下：

1. 评估和诊断　儿童心理咨询师对儿童的情况进行评估和诊断，以确定儿童心理问题的根源，并提供相应的解决方案。

2. 倡导家庭和学校合作　儿童心理咨询师积极与家长和学校合作，开展丰富多彩的亲子及课外活动，共同为儿童提供支持和帮助，以促进儿童的心理健康。

3. 制订个性化的方案　儿童心理咨询师根据每个儿童的具体情况，制订个性化的心理辅导方案，以满足儿童的需求和期望。儿童心理问题产生原因具有复杂多变性，如父母离异、家庭暴力、重大心理创伤事件的刺激，这就要求儿童心理咨询师个性化治疗。

4. 促进儿童成长　儿童心理咨询师不仅关注儿童的心理问题，还关注儿童的成长和发展，为儿童提供积极的建议和支持，帮助他们实现自我发展和成长。

5. 记录和跟踪　儿童心理咨询师为每个儿童建立心理档案，记录儿童的心理发展情况，定期跟踪和评估儿童的心理状况，以确保儿童得到适当的支持和帮助。

儿童心理咨询师是儿童成长过程中的重要伙伴，致力于为儿童提供专业的心理咨询服务，帮助他们解决各种心理问题，促进他们的心理健康和成长。

# 第二节　团队能力的提升

我国儿童预防保健工作起步较晚，发展缓慢，现有保健方法未能完全根据儿童的年龄及生理阶段进行划分，划分标准不统一，通常将儿童时期作为一个整体进行研究而使儿童预防保健工作达不到理想效果。全面开展儿童中医药预防保健工作的关键之一是要提升儿童中医药预防保健团队的综合服务能力。

2021年河北省卫生健康委员会联合河北省中医药管理局联合推出《河北省推进妇幼健康领域中医药工作实施方案（2021—2025）》，指出要发挥中医药在孕产保健、儿童预防保健、妇女保健、生殖保健等方面作用，加强妇幼中医药人才队伍建设，积极推进基层妇幼健康中医药服务。2022年4月，广西壮族自治区卫生健康委员会印发《广西健康儿童行动提升计划实施方案（2021—2025年）》，提出实施儿童中医药保健提升行动，加强儿童中医药服务，推进儿童中医保健进社区进家庭。

各级妇幼保健机构要建立儿科中西医协作诊疗制度。加强儿科中医药人才培养，积极推广应用小儿推拿等中医药适宜技术，强化中医药在儿童医疗保健中的重要作用。儿童预防保健服务工作相比医院其他科室，既可属于临床医学又可归为预防医学，儿童中医药预防保健工作要积极构建"医防融合"诊疗模式。随着生活质量的提高，人们对儿童预防保健的需求越来越多样化，由传统的"查体看病"模式转变为现代的"以健康为中心"模式。在很多情况下，单靠儿童预防保健医师个人能力已很难完全处理各种错综复杂的问题并采取切实高效的行动。这就需要多部门合作，协力解决错综复杂的问题。建立儿童中医药预防保健团队，进行多层次、全方位、全程式儿童预防保健服务，与传统西医儿科形成优势互补，促进儿童身体和心理的健康成长，从根本上达到卫生资源的合理配置和利用。儿童中医药预防保健团队能力的提升主要包括深挖中医药在儿童预防保健中的应用潜力、增强多学科协作能力、加强儿童预防保健宣传教育等。

## 一、提升深挖中医药应用潜力的能力

在"十三五"期间，中医药发展取得了显著进展。顶层设计加快完善，政策环境持续优化，支持力度不断加大。2017年，《中华人民共和国中医药法》施行，为中医药发展提供了有力保障。2019年，中共中央、国务院印发《关于促进中医药传承创新发展的意见》，并召开全国中医药大会，进一步推动了中医药服务体系的健全。截至2020年年底，全国中医院达到5482家，每千人口公立中医院床位数达到0.68张，每千人口卫生机构中医类别执业（助理）医师数达到0.48人。99%的社区卫生服务中心、98%的乡镇卫生院、90.6%的社区卫生服务站、74.5%的村卫生室能够提供中医药服务。二级以上公立综合医院设置中医临床科室的比例达到86.75%。备案中医诊所达到2.6万家，中医药传承发展能力不断增强。同时，中医药人才培养体系持续完善，中成药和中药饮片产品标准化建设扎实推进。公民中医药健康文化素养水平达20.69%。此外，中医药开放发展也取得了积极成效，已传播到196个国家和地区，中药类商品进出口贸易总额大幅增长。尤其在新冠肺炎疫情发生以来，中医药全面参与疫情防控救治，发挥了重要作用。总的来说，中医药发展取得了令人瞩目的成绩，未来仍须继续努力，推动中医药事业进一步发展。中医药及相关适宜技术在儿童预防保健领域的研究也日益受到重视，要进一步挖掘中医药在儿童预防保健中的应用潜力，如儿童单纯性肥胖、儿童脑瘫、婴幼儿腹泻等疾病。深挖中医理论精髓，取其精华理论技术应用，通过基础实验及临床研究，使小儿中医适宜技术绽放光彩。

**（一）儿童单纯性肥胖**

随着我国经济的快速发展，儿童饮食结构和喂养方式发生了显著变化，导致肥胖病的发生率逐年增加。肥胖不仅影响儿童时期的身心健康，成年后还可能诱发多种慢性疾病，如心脑血管疾病、代谢性疾病等。近年来我国儿童肥胖病的发病年龄呈现低龄化趋势，且增长迅速。中医药疗法从多途径、多环节、多靶点防治儿童肥胖，在临床疗效、不良反应、依从性等方面凸显优势。

人体生命过程的维持及其所需的气血精津液等营养物质的生成均依赖于脾运化所化生的水谷精微。《素问·灵兰秘典论篇》、《金匮要略·脏腑经络先后病脉证》等中医古籍均提到儿童肥胖"脾常不足"理论。向希雄教授结合多年的临床经验认为，儿童单纯性肥胖病位主要在脾，涉及肝、肾，病机关键为脾失健运、痰湿内生。金熠婷等认为，单纯性肥胖由饮食不节、长期进食肥甘厚味导致脾胃失健、三焦枢机不调、湿浊蓄积所致。

茯苓、白术、山药、陈皮、泽泻、黄芪、大黄、薏米、荷叶、山楂等多种中药治疗儿童肥胖疗效显著，联合其他中医疗法效果更好。针灸已成为当今社会防治肥胖的绿色治疗方案。针灸疗法治疗儿童肥胖在临床、科研、文献研究方面均取得进展，多项系统评价及荟萃分析均能证明针灸防治肥胖具有疗效显著、操作方便、经济安全等优势。还有研究表明药食同源可明显降低儿童体重指数（BMI）、体脂含量等。通过研究中医古籍文献、结合现代医学实验及统计方法，系统阐述传统中医理论在儿童预防保健领域的应用。

### （二）儿童脑瘫

儿童脑瘫是胎儿或婴儿大脑发育过程中发生的一种非进行性脑损伤，导致运动障碍、姿势异常、肌张力异常，以及语言、认知、行为等方面的障碍。儿童脑瘫的患病率为2‰～3‰，往往导致终身残疾，治疗需要花费大量精力和财力，给家庭和社会带来较大的精神负担和经济压力。尽早治疗对改善患儿认知、活动和语言有重大意义。

中西医相结合再辅以现代康复医疗手段是目前治疗儿童脑瘫的主要方法。中医认为儿童脑瘫的出现主要是体内的阴阳相对平衡被破坏，出现了偏盛偏衰，治疗的关键是要恢复患儿体内阴阳的相对平衡。针灸方法最常用的为头针+体针。头针、体针、电针均使用毫针，毫针刺法在临床治疗中最为常见，在国内临床中应用广泛。针灸对儿童脑瘫有明显的临床疗效。有报道针灸联合音乐、耳针也有良好效果。但是针灸治疗小儿脑瘫的临床及基础研究尚存在不足之处，需要进一步加强。在临床工作中团队成员应及时完整地记录儿童针灸信息，并注意随访观察。儿童中医药预防保健团队核心能力提升的重点之一就是要把针灸疗法逐渐规范化、系统化，形成针对不同月龄儿童的个性化治疗方案。

### （三）婴幼儿腹泻

腹泻是儿童时期的一种常见病、多发病，症状主要是大便性状的改变或次数增多，并伴有发热、呕吐、腹泻、腹痛等症状。腹泻是全球范围内引起5岁以内婴幼儿死亡的第二大原因。

《幼幼集成》中记载："夫泄泻之本，无不由于脾胃"，指出引起泄泻的根本原因在于脾胃功能失调或功能障碍。万全《育婴家秘·五脏证治总论》中记载："水谷之寒热伤人也，感则脾先受之。"西医治疗主要是抗感染对症治疗，中医认为儿童腹泻的主要原因是脾胃虚弱、湿热内蕴，导致肠道功能紊乱，治疗以调理脾胃、祛湿为主。除了药物治疗，中医小儿推拿、艾灸等方法也是治疗儿童腹泻的有效手段。这些方法能够刺激穴位，调理脾胃功能，达到止泻的效果。针对儿童腹泻常用的小儿推拿的穴位有点状穴、线状穴、面状穴等，在操作方法上注意轻快柔和、平稳着实，注重补泻手法。采用推拿方式进行小儿腹泻治疗时，可联合艾灸、药浴、穴位敷贴等外治疗法，这样能够提高临床疗效。

## 二、提升多学科协作能力

中医理论认为儿童具有脏腑娇嫩、形气未充、生机蓬勃、生长迅速等生理特点。因此，针对儿童的保健应以调理脾胃、固护卫气、调畅情志、预防疾病为主。多学科协作能够更好地满足这些需求，提供全面、综合的保健服务。包括建立多部门联动防治出生缺陷的工作机制，落实出生缺陷三级防治措施，加强出生缺陷防控知识的普及和咨询，推广"一站式"婚育健康宣传教育和生育指导服务。强化婚前孕前保健，提升产前筛查和诊断能力，推动围孕期、产前产后一体化和多学科诊疗协作，规范服务与质量监管。扩大新生儿疾病筛查病种范围，建立筛查、阳性病例召回、诊断、治疗和随访一体化服务模式，促进早筛早诊早治，加强地中海贫血防治。同时，健全出生缺陷防治网络，加强出生缺陷监测，促进出生缺陷防治领域的科技创新和成果转化。通过这些措施提高出生人口素质，为儿童提供更好的健康保障。

多学科协作团队主要包括中医儿科医师、中医儿科营养师、儿童心理咨询师、家庭医师、护士等多个专业人员。他们通过共同讨论和研究，为每名儿童制订个性化的保健方案，包括饮食调理、运动指导、心理疏导、预防接种等。这样的协作方式能够更好地了解每名儿童的个体差异，制订更符合他们需要的保健方案。营养是儿童成长的关键因素之一。中医认为儿童的饮食应以清淡、易消化、营养均衡为主。营养师将根据儿童的年龄、体重、身高、活动量等因素，为他们制订个性化的饮食方案。此外，儿童心理咨询师还将提供情感支持，帮助他们培养良好的情绪管理技巧。运动在儿童的健康中起着至关重要的作用。中医认为，适当的运动有助于调节脾胃功能，增强体质，提高抵抗力。运动指导将根据儿童的年龄和身体状况制定，以促进他们的身心发展。预防接种是保护儿童免受传染病侵害的重要手段。家庭医师和护士将为每名儿童提供个性化的预防接种计划，确保他们按时接种所有必要的疫苗。

总之，中医儿童预防保健多学科协作是一种综合性的保健方式，它能够为儿童提供全面、个性化的保健服务。通过多学科的协作，我们可以更好地了解每名儿童的个体差异，为他们制订符合他们需要的保健方案。在这个过程中，我们不仅要关注儿童的身体健康，还要关注他们的心理健康和情感发展。我们相信，通过这样的协作方式，我们可以为儿童的健康成长提供更好的支持。

我们也要认识到，儿童预防保健是多方面的，除了中医的调理方法外，还包括良好的生活习惯、均衡的饮食、适当的运动、充足的睡眠等。因此，我们呼吁家长和教师们要重视儿童的健康问题，为他们创造一个健康、安全的环境，让他们在快乐中成长。总的来说，中医儿童预防保健多学科协作是一种科学的、综合的保健方式，它能够为儿童的健康成长提供有力的保障。

### 三、提升儿童预防保健宣传教育的能力

做好儿童预防保健宣传工作，对于他们的健康成长具有至关重要的作用。我国在《母婴保健法》和《儿童预防保健工作规范》中明确规定，儿童预防保健与预防接种具有同等的重要性。从新生儿期开始，定期进行健康检查不仅可以了解儿童的生长发育情况，还能及时发现身体异常的情况，使一些症状不明显的疾病得到早期发现、早期诊断和早期治疗。儿童预防保健医师还能提供科学育儿的指导，帮助家长了解儿童的喂养、护理、保健、预防疾病、合理膳食、早期教育等科学育儿知识，从而促进儿童的健康成长。儿童早期发展是指根据0～3岁婴幼儿身心生长发育快速的特点，因地制宜地创造舒适的环境，开展科学的综合性干预活动，使儿童的体格、认知、心理、情感和社会适应性达到健康状态。从胎儿期到6岁，对儿童持续进行全方位的动态监测和指导，开展多学科综合性评估、个体化指导和干预。制订家庭育儿计划、优化家庭育儿环境，使儿童早期生理、心理和社会能力等潜力全面发展。做好预防保健宣传工作，可以帮助家庭成员共同关注儿童的健康，提升家庭幸福感。儿童预防保健与儿童早期发展是儿童成长过程中的重要组成部分，它们共同为儿童的健康成长提供了全方位的支持。通过定期的健康检查和科学的育儿指导，可以帮助儿童在身心发育的关键时期

获得最佳的发展条件，为他们的未来奠定坚实的基础。

**（一）儿童中医药预防保健宣传的主要内容**

1. 健康饮食　中医认为，儿童的饮食应以清淡、易消化、营养均衡为主。合理搭配食物，多吃蔬菜水果，少吃油炸和高糖食品。

2. 充足睡眠　保证儿童每天有足够的睡眠时间，有利于身体的生长发育。如果儿童睡眠时间不足、入睡困难、睡眠时间碎片化会影响生长激素的分泌，导致儿童生长缓慢。

3. 适当运动　体育运动不仅可以提高儿童身体素质，还可以增强儿童胆量、自控力和信心。鼓励儿童参加各种形式的运动活动，增强身体素质。

4. 个人卫生　教育儿童保持个人卫生，可以减少很多疾病的发生，要勤洗手、洗脸、洗脚等。

5. 预防传染病　教导儿童预防传染病，如勤洗手、戴口罩、避免去拥挤的地方等。

**（二）儿童中医药预防保健团队做好预防保健宣传的方式**

1. 鼓励儿童的家庭参与　诊疗过程中告知家长应该积极参与预防保健宣传工作，与儿童一起学习相关知识。

2. 开展互动教育，定期进幼儿园、小学举办讲座等　学校应该开设健康教育课程，让学生了解更多的健康知识。儿童好奇心重，通过讲座等形式让儿童初步了解自己的身体、爱惜自己的身体。

3. 积极开展社区公益宣教活动　儿童中医药预防保健团队进驻社区进行各种形式的宣传活动，通过制作展板、宣传册，以直观生动的漫画等形式让更多的家长和儿童了解预防保健知识。

4. 媒体传播　通过电视、广播、网络等媒体形式，广泛传播预防保健知识，让更多的人了解并掌握相关知识。积极传播"国医养国娃"、儿童治未病照护理念，总结推广"中医护苗"经验。将中医药融入孕育、生育、养育全过程，运用中医的辨证施治为婴幼儿提供健康管理。

儿童中医药预防保健宣传工作是一项长期而重要的任务。我们需要通过各种方式，让儿童了解并掌握健康的生活方式，降低疾病的风险，让他们在健康的环境中茁壮成长。

# 第三节 团队绩效的评估与管理

以往医院的绩效方式主要根据收入来提取绩效工资，这种方式虽然在一定程度上推动了医院收入的增加，但随之而来的副作用却日益凸显。首先，这种方式加剧了过度检查、过度治疗和看病贵的问题。其次，由于收费定价的不合理及科室间的差异，使得内部分配严重不公平，变成了"多收多得"的局面，无法体现"多劳多得"的原则。最后，一些工作量大、风险高、公益性强的基础科室，因为收入低、绩效也低，导致相应科室医师短缺和基础业务萎缩。因此，需要对医院的绩效方式进行改革。我们应从实际情况出发，结合医院各个科室的收入、工作量、风险程度、公益性等多个因素，设计一个更加公平、合理的绩效方案，让医师们更加安心地投入工作。

公立医院儿科由于经济效益相对较低，往往需要医院在某些方面进行"照顾"甚至"贴钱"。这也使得儿科经常处于被忽视或边缘化的状态。在这种情况下，医院应当加强内部协调和资源分配，尽可能平衡各科发展，让儿科也能得到应有的关注。只有这样，才能真正实现公立医院的公益性目标。通常医院会施行收支结余提取绩效工资制度，儿科业务量虽大，但药品、检查和治疗性收入较少，收支结余甚至可能是负数，导致绩效工资长期处于"洼地"。儿童中医药保健医师面临的问题是患儿年龄小、沟通能力弱，家长对医疗要求高，工作量大，如果不能建立良好的儿童中医药预防保健医师的绩效评估与管理机制，则很难调动其工作积极性，长此以往也较难培养中医药人才加入儿童预防保健队伍中来。

针对儿童中医药预防保健医师工作特点，绩效评估应注重以下几点。

## 一、绩效工资从"多收多得"走向"多劳多得、优劳优得"

这种转变旨在建立一种更公平、更符合医疗行业特点的薪酬体系。一方面，这种转变强调"多劳多得"，即工作量的增加和绩效的提升将成为薪酬增长的重要因素。这将激励医师更多地开展诊疗工作，提高工作效率，从而增加医院的收入和效益。同时，这也将促使医师更加关注患者的需求，提高患者满意度。另一方面，绩效工资的分配应向"优劳优得"倾斜。医师的工作表现和临床能力是决定绩效工资的重要因素。在评定绩效时，医院应制定客观、科学的评估标准，并考虑医师的职业道德、医疗服务质量、医疗技术水平等多方面因素。对于表现优秀的医师，应给予相应的奖励，以激励他们继续保持高水平的医疗服务。此外，为了确保绩效工资分配的公平性，医院应建立完善的预算管理体系，合理分配资源，避免医师之间的收入差距过大。同时，医院应定期进行绩效考核，确保评估结果公正、客观，并以此为基础调整绩效工资。

总之，儿科医师绩效工资从"多收多得"转向"多劳多得、优劳优得"，是激励医师提高医疗服务质量的有效手段。这种转变需要医院建立科学、公正的评估体系，完善预算管理体系，以确保绩效工资分配的公平性和有效性。同时，医院应关注员工的职业发展，提供培训和晋升机会，激发医师的工作热情和创新精神。

## 二、绩效分配考虑工作量并体现风险、技术价值

儿科医师的工作是高度复杂和重要的，制订一个合理的绩效分配方案

对于激发医师的工作积极性、提高医疗服务质量具有重要意义。绩效分配方案应全面考虑工作量、风险、技术价值、服务质量及团队协作等多个方面。工作量是衡量儿科医师绩效的一个重要指标。它包括医师看诊的患者数量、进行中医适宜技术的数量、参与的医疗项目等。

医疗工作的高风险性决定了风险应作为绩效分配的重要考虑因素。对于承担高风险的医师，应给予相应的奖励。例如，对于中医适宜技术风险较高的病例，如果手术成功，应给予主刀医师更高的绩效奖励。

技术价值体现了医师的专业技能和知识。具有高技术价值的医师应得到相应的绩效奖励。这包括医师的医疗技术水平、在专业领域的贡献等。通过奖励技术价值，可以激励医师不断学习和提高自己的专业技能。

医疗服务质量是衡量医师绩效的重要标准。高质量的服务可以提升患者的满意度，减少医疗纠纷。对于提供优质服务的医师，应给予相应的绩效奖励。这可以促使医师更加关注服务质量，提高医疗服务的整体水平。

团队协作在医疗工作中至关重要。一个优秀的团队可以提供更高效、优质的医疗服务。因此，在绩效分配中，应充分考虑医师的团队协作能力。对于在团队中发挥关键作用的医师，应给予相应的绩效奖励。这样可以激励医师更好地与团队成员协作，提高团队的整体效率。

儿科医师的绩效分配应综合考虑工作量、风险、技术价值、服务质量和团队协作等多个方面。通过合理的绩效分配，可以激励医师提高工作效率、提升服务质量，为患者提供更好的医疗服务。同时，也有助于提高医师的工作满意度，降低人才流失率，促进医疗事业的持续发展。

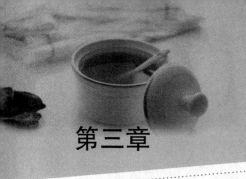

第三章

# 儿童中医药预防保健的资源管理

## 第一节　儿童中医药预防保健资源管理的主要内容

人力资源管理：培养和引进具备中医药知识和技能的专业人员，包括中医医师、中药师和中医保健师等。这些专业人员应具备相应的从业资格和丰富的临床经验，能够为儿童提供专业的中医药预防保健服务。

物资资源管理：确保中医药预防保健所需的中药材、中药饮片、中医诊疗设备等物资的充足供应和质量保障。同时，要加强对物资的储存、保管和使用的管理，确保其安全、有效、合理地运用于儿童的预防保健工作中。

财力资源管理：有效管理儿童中医药预防保健的财力资源，确保经费的充足筹集、合理分配、有效使用和严格监督。

信息资源管理：建立儿童中医药预防保健的信息系统，收集和整理相关的中医药知识、临床经验、科研成果等信息资源。通过信息资源的共享和交流，提高中医药预防保健工作的水平和效率。

培训和教育资源管理：加强对儿童及其家长和中医药预防保健专业人员的培训和教育工作。通过开展培训课程、举办讲座、编写教材等方式，提升他们对中医药预防保健的认知和技能水平，促进中医药预防保健工作的顺利开展。

信息资源整合与利用：积极与其他医疗机构、科研机构、教育机构等建立合作关系，整合各方面的资源，共同推进儿童中医药预防保健事业的发展。通过信息资源整合与利用，提高中医药预防保健工作的综合效益和社会影响力。

综上所述，儿童中医药预防保健的资源管理需要从人力资源、物资资源、财力资源、培训和教育资源及信息资源整合与利用等多个方面入手，确保中医药预防保健工作的顺利开展和有效实施。

## 一、人力资源管理

### （一）主要涉及的内容

1. 人员培训 为中医药预防保健专业人员提供定期的培训，包括中医药知识、临床技能、儿童预防保健服务等方面的内容，以确保他们具备专业的知识和技能，能够提供高质量的服务。

2. 资格认证 建立中医药预防保健专业人员的资格认证制度，要求专业人员必须通过相关的资格认证才能从事儿童中医药预防保健工作。这样可以保证服务的质量和可靠性。

3. 人才引进 积极引进具备中医药知识和技能的优秀人才，特别是那些具有丰富临床经验和专业技能的人才，以提高团队的整体素质和服务水平。

4. 人员考核 建立中医药预防保健专业人员的考核机制，定期对他们的服务质量和专业能力进行评估和考核。通过考核，可以发现和纠正存在的问题，促进专业人员不断提高自己的服务水平。

5. 激励机制 建立有效的激励机制，如晋升机制、奖励机制等，激发中医药预防保健专业人员的工作积极性和创新精神，促进他们不断追求卓越。

6. 团队协作 加强团队协作，促进中医药预防保健专业人员之间的交流与合作。通过团队协作，可以发挥各自的优势，共同解决服务中遇到的问题，提高服务效率和质量。

7. **人才储备** 为确保儿童中医药预防保健服务的稳定性和可持续性，需要建立完善的人才储备机制。通过与高校、医疗机构等合作，培养具备中医药知识和技能的优秀人才，为未来的服务提供充足的人力资源保障。

通过以上措施的实施，可以有效地提升儿童中医药预防保健的人力资源管理水平，为儿童提供更加专业、可靠、高效的中医药预防保健服务。

### （二）人力资源管理方案

为了保障儿童中医药预防保健工作的有效实施，提高服务质量，需要制订一套科学、合理的人力资源管理方案。方案旨在明确人员配置、培训与发展、考核与激励等方面的具体措施，为儿童中医药预防保健工作提供有力的人力资源保障。

1. **人员配置**

（1）根据儿童中医药预防保健工作的实际需要，合理配置中医师、中药师、中医保健师等专业人员，确保人员数量满足服务需求。

（2）建立人员档案，对专业人员的学历、职称、工作经历等信息进行规范管理，为后续的人员管理和培训提供参考依据。

2. **培训与发展**

（1）制订详细的培训计划，定期组织中医药预防保健专业人员进行中医药知识、临床技能、服务规范等方面的培训，确保他们具备专业的服务能力。

（2）鼓励专业人员参加国内外学术交流活动，拓宽视野，提高学术水平。

（3）设立职业发展通道，为专业人员提供晋升机会，激发他们的工作积极性和创新精神。

3. 考核与激励

（1）建立完善的考核机制，定期对专业人员进行服务质量、工作态度、专业技能等方面的考核，确保他们能够提供优质的服务。

（2）设立奖励机制，对表现优秀的专业人员给予物质和精神上的奖励，树立榜样，激励全体人员努力提升自己的服务水平。

（3）对于考核不合格的人员，及时进行约谈和辅导，帮助他们找出问题所在并制订改进措施，确保整体服务质量的稳定提升。

4. 团队协作与沟通

（1）加强团队建设，培养专业人员的团队协作精神和服务意识，形成积极向上的工作氛围。

（2）建立有效的沟通机制，鼓励专业人员之间进行经验分享和技术交流，共同解决服务中遇到的问题。

（3）定期组织团队活动，增强团队凝聚力，提高整体工作效率和服务质量。

**（三）确保儿童中医药预防保健工作的人力资源管理措施有效实施的方法**

1. 明确岗位职责与工作流程。制定详细的岗位职责，明确各岗位人员在儿童中医药预防保健工作中的任务和职责。

2. 制定标准化的工作流程，确保每一步服务都符合规范，提高工作效率。

3. 建立服务质量监控机制。设立专门的质量管理部门，定期对儿童中医药预防保健服务进行质量检查和评估。

4. 收集和处理家长的反馈意见，针对问题进行整改，持续改进服务质量。

5. 加强跨部门合作与沟通。与儿科、公共卫生等部门建立紧密的合作关系，共同推进儿童中医药预防保健工作。

6. 定期召开部门间的沟通会议，分享资源和经验，解决跨部门的问题。

7. 建立应急响应机制。针对突发事件或疫情等，制定儿童中医药预防保健的应急响应预案。

8. 加强与相关部门的协调配合，确保在紧急情况下能够迅速、有效地为儿童提供中医药服务。

9. 持续改进与创新。鼓励团队成员提出改进意见和建议，持续优化服务流程和方法。

10. 关注儿童中医药预防保健的最新研究成果和技术，将其应用到实际工作中，提高服务水平。

11. 加强宣传与推广。积极开展儿童中医药预防保健的宣传活动，提高社会对中医药服务的认知度和接受度。

12. 与媒体合作，发布相关科普文章和报道，扩大儿童中医药预防保健的影响力。

13. 建立完善的培训与考核机制。对新入职员工进行系统的岗前培训，确保他们具备从事儿童中医药预防保健的基本知识和技能。

14. 定期进行在职培训和考核，对不合格人员进行再培训或调岗处理，确保团队的总体素质和能力。

## 二、物资资源管理

### （一）主要涉及的内容

1. 物资采购　根据儿童中医药预防保健工作的实际需求，制订合理的物资采购计划，确保所需的中药材、中药饮片、中医诊疗设备等物资的充足供应。选择可靠的供应商，建立长期合作关系，确保物资的质量和稳定性。

2. *物资储存*  建立完善的物资储存管理制度，确保中药材、中药饮片等物资的储存环境符合要求，防止受潮、霉变等情况的发生。定期对储存物资进行检查和盘点，确保物资的数量和品质。

3. *物资使用*  制订合理的物资使用计划，确保物资的合理使用和节约。建立领用和消耗记录，及时掌握物资的使用情况和消耗量，为物资采购提供依据。

4. *物资报废与处置*  对于过期、损坏或无法使用的物资进行报废和处置。建立报废和处置管理制度，确保报废和处置过程的安全和合规。对报废的物资进行合理利用和处理，避免资源的浪费。

5. *物资安全管理*  加强物资安全管理，确保中药材、中药饮片、中医诊疗设备等物资的安全储存和使用。建立安全管理制度，采取必要的防火、防盗、防泄漏等措施，确保物资的安全和完整。

通过以上措施的实施，可以有效地管理儿童中医药预防保健工作的物资资源，确保物资的充足供应、合理使用和安全储存，为儿童中医药预防保健工作的顺利开展提供有力保障。

**（二）确保儿童中医药预防保健工作的物资资源管理措施有效实施的方法**

1. *建立完善的管理体系*

（1）制定详细的物资资源管理制度和流程，明确各环节的职责和要求。

（2）设立专门的管理部门或指定专人负责物资资源的管理，确保各项措施得到落实。

2. *加强人员培训*

（1）对负责物资资源管理的人员进行定期培训，提高他们的专业知识和技能水平。

（2）培养员工的节约意识和安全意识，确保物资的合理使用和安全管理。

**3. 实施定期审计与监督**

（1）定期对物资资源的使用和管理情况进行审计和监督，确保各项措施的执行情况符合预期。

（2）建立物资盘点制度，定期对库存物资进行清点和核查，确保物资数量准确、质量合格。

**4. 强化信息化建设**

（1）利用信息化手段建立物资资源管理系统，实现物资信息的实时更新和查询，提高管理效率。

（2）通过数据分析，及时发现物资资源使用和管理中存在的问题，为决策提供支持。

**5. 建立激励机制**

（1）建立奖励机制，对在物资资源管理中表现优秀的个人或团队给予表彰和奖励。

（2）将物资资源管理成效纳入绩效考核体系，激励员工积极参与物资资源管理工作。

**6. 加强沟通与协作**

（1）建立跨部门沟通机制，确保物资资源管理部门与其他相关部门之间的信息共享和协作顺畅。

（2）鼓励员工提出改进意见和建议，持续优化物资资源管理措施。

**7. 定期评估与调整**

（1）定期对物资资源管理措施的实施效果进行评估，根据评估结果及时调整管理策略。

（2）关注行业动态和技术发展，及时引进先进的物资资源管理理念和技术手段。

通过以上措施的综合运用，可以有效地确保儿童中医药预防保健工作的物资资源管理措施得到有效实施，为儿童中医药预防保健工作的顺利开展提供有力保障。

### 三、财力资源管理

儿童中医药预防保健的财力资源管理主要涉及经费的筹集、分配、使用和财务监督等方面。为确保财力资源得到有效利用和管理，以下是一些建议措施。

**（一）经费的筹集**

1.政府拨款 争取政府相关部门对儿童中医药预防保健工作的经费支持，包括项目经费、基础设施建设经费等。

2. 社会筹款 通过慈善机构、企业捐赠等途径筹集社会资金，用于支持儿童中医药预防保健事业的发展。

3. 服务收费 在确保公益性的前提下，对部分中医药预防保健服务进行合理收费，以补充经费来源。

**（二）经费的分配**

1. 制订预算计划 根据儿童中医药预防保健工作的实际需求和目标，制订详细的年度预算计划，确保经费的合理分配。

2. 优先保障重点项目 在经费分配时，优先保障对儿童健康影响较大的重点项目和关键环节的经费需求。

3. 平衡发展与日常运营 在保障重点项目的同时，考虑机构的日常运营和持续发展需求，确保经费分配的均衡性。

**（三）经费的使用**

1. 建立财务制度 制定完善的财务管理制度，规范经费的使用流程和审批程序。

2. 专款专用 确保经费专款专用，严格按照预算计划使用经费，避免挪用和浪费。

3. 节约成本 在保障服务质量的前提下，积极寻求节约成本的方法和途径，提高经费使用效率。

**（四）财务监督**

1. 内部审计 设立内部审计机构或委托第三方审计机构对经费使用情况进行定期审计，确保经费使用的合规性和真实性。

2. 公开透明 定期向社会公开经费使用情况，接受社会监督，提高财务透明度。

3. 及时整改 针对审计中发现的问题和不足，及时制定整改措施并落实执行，确保财力资源管理的持续改进。

**（五）建立内部审计机构的建议措施**

建立内部审计机构是儿童中医药预防保健财力资源管理中的重要一环，可以确保经费使用的合规性和真实性。

1. 明确内部审计机构的职责和权限 在机构设置时，应明确内部审计机构的职责和权限，以确保其能够独立、客观地开展审计工作。内部审计机构应对机构的经费使用情况进行全面审计，包括预算执行情况、经费使用情况、会计核算情况等方面。

2. 制定内部审计工作制度 制定内部审计工作制度，明确审计流程、审计内容、审计方法等，确保内部审计工作的规范化和标准化。同时，应定期对内部审计工作制度进行评估和修订，以适应机构发展和审计需求的变化。

3. 组建专业的内部审计团队 内部审计工作需要由具备专业知识和技能的审计人员来完成。应组建专业的内部审计团队，包括财务、审计、法律等方面的专业人才。同时，应定期对内部审计人员进行培训和考核，提高其专业素质和审计能力。

4. 定期开展内部审计工作 应定期开展内部审计工作，对机构的经费使用情况进行全面审查。在审计过程中，应注重发现问题、分析问题和解决问题，对审计结果进行详细地分析和报告，并提出改进建议。

5. **建立审计结果公示制度**　为了提高财务透明度，应建立审计结果公示制度，将审计结果向社会公开，接受社会监督。同时，应积极回应社会关切和质疑，及时回应和解决相关问题。

6. **建立与外部审计机构的合作机制**　为了提高审计质量和效率，可以建立与外部审计机构的合作机制，共同开展审计工作。外部审计机构可以提供更加专业和独立的审计意见和建议，帮助内部审计机构更好地完成审计工作。

通过以上措施的实施，可以有效地管理儿童中医药预防保健的财力资源，确保经费的充足筹集、合理分配、有效使用和严格监督，为儿童中医药预防保健工作的顺利开展提供有力保障。建立一个独立、客观、专业的内部审计机构，可为儿童中医药预防保健的财力资源管理提供有力保障。同时，有利于提高机构的财务管理水平、预防腐败现象、保障资金安全等，也有利于提高社会对儿童中医药预防保健工作的信任度和支持度，推动中医药事业的持续发展。

## 四、培训和教育资源管理

### （一）培训资源管理

1. **培训体系建设**　建立系统的中医药预防保健培训体系，包括培训课程、教材、师资等。确保培训内容涵盖中医药基础知识、预防保健技能、实践操作等方面。

2. **培训师资**　培养和引进一批懂中医、会中药、有丰富临床经验的专家和教师，构建专业化的培训师资队伍。同时，鼓励师资团队持续学习，提高专业水平。

3. **培训实施** 定期组织儿童中医药预防保健培训班，针对不同人群（如医护人员、家长等）开展不同层次的培训。为确保培训效果，可以通过考试、实践操作等方式进行评估。

4. **培训效果跟踪** 对培训后的学员进行跟踪调查，了解培训效果，收集反馈意见，以便对培训体系进行持续改进。

### （二）教育资源管理

1. **教材开发** 结合儿童中医药预防保健的实际需求，开发适合不同年龄段儿童的中医药预防保健教材，确保内容科学、实用、易懂。

2. **课程设置** 在学校、幼儿园等教育机构中设置中医药预防保健课程，将中医药知识融入日常教育中，提高儿童的中医药素养。

3. **教育资源整合** 充分利用现有的中医药教育资源，如中医药博物馆、中医药文化体验馆等，为儿童提供丰富多彩的中医药预防保健教育活动。

4. **教育效果评估** 通过问卷调查、实地考察等方式，对中医药预防保健教育的效果进行评估，以便对教育内容和方式进行改进。

综上所述，儿童中医药预防保健的资源管理需要重视培训和教育资源管理两个方面。通过建立完善的培训体系和教育资源体系，可以提高儿童中医药预防保健的服务水平，促进儿童的健康成长。

## 五、信息资源整合与利用

信息资源整合的目的是提高信息资源的利用效率、实现信息资源的价值最大化，并推动相关领域的发展和进步。

### （一）信息资源整合的目的

1. **优化资源配置** 通过整合，可以避免信息资源的重复建设和浪费，实现资源的合理配置和高效利用。这有助于减少成本，提高资源使用效率。

2. 促进知识共享 整合后的信息资源更易于查询、检索和利用，有助于促进知识的共享和传播。这对于推动科学研究、技术创新和社会发展具有重要意义。

3. 提升决策支持能力 整合后的信息资源能够提供更全面、准确、及时的数据和信息，为管理决策提供支持。这有助于提高决策的科学性和有效性。

4. 推动服务创新 通过对信息资源的整合和利用，可以开发新的服务模式和应用场景，提升服务质量和用户体验。这有助于满足用户多样化的需求，推动服务创新和发展。

5. 加强信息安全与隐私保护 整合过程中，可以对信息资源进行统一的安全管理和隐私保护，确保信息的安全性和可靠性。这有助于维护用户的合法权益和信任。

6. 促进跨领域合作 信息资源的整合往往涉及多个领域和部门，通过整合可以促进不同领域之间的交流和合作，实现资源的互补和协同效应。

在儿童中医药预防保健领域，信息资源整合的目的还包括提升儿童健康水平，推动中医药在儿童预防保健领域的广泛应用和发展，为政策制定者和服务提供者提供全面准确的信息支持等。通过整合相关信息资源，可以更好地了解儿童健康需求和中医药预防保健的发展趋势，为制定科学有效的政策和措施提供有力支撑。

儿童中医药预防保健的信息资源整合与利用对于提高服务质量、加强管理决策、促进知识共享等方面具有重要意义。

**（二）加强儿童中医药预防保健的信息资源整合力度的措施**

1. 数据标准化与规范化 制定和实施统一的数据标准与规范，确保不同来源的数据能够进行有效的整合。这包括数据格式、数据分类、数据质量等方面的标准化工作。

2. **技术平台升级与建设**　投资建设或升级现有的技术平台，以支持大规模的数据存储、处理和分析。这可能涉及云计算平台、大数据处理系统、数据挖掘工具等。

3. **跨部门合作与数据共享**　加强不同部门、机构之间的合作，促进数据的共享与交流。通过建立数据共享平台或数据交换中心，打破数据孤岛，实现数据的实时更新和共享。

4. **人才培养与培训**　加强对相关人员的培训和技能提升，培养一支具备数据整合、分析和管理能力的人才队伍。这可以通过组织培训课程、学术交流、实践项目等方式实现。

5. **政策与法规支持**　制定和实施相关的政策与法规，为信息资源的整合提供法律和制度保障。这包括数据隐私保护、知识产权保护、信息安全等方面的规定。

6. **资金保障与投入**　为信息资源的整合提供充足的资金支持，确保项目的顺利进行。这可能涉及基础设施建设、技术研发、人员薪酬等方面的投入。

7. **需求调研与应用导向**　深入了解实际需求和应用场景，确保整合的信息资源能够真正满足用户的需求。通过与实际应用相结合，推动信息资源的有效利用和价值发挥。

8. **评估与反馈机制**　建立评估与反馈机制，定期对信息资源的整合效果进行评估和总结。根据评估结果，及时调整和改进整合策略与方法，持续优化信息资源的质量和利用效果。

9. **国际交流与合作**　加强与国际同行的交流与合作，学习借鉴先进的理念和技术，推动儿童中医药预防保健的信息资源整合工作向更高水平发展。

10. **社会参与与公众宣传**　通过各种渠道和方式，加强社会宣传和教育，提高公众对儿童中医药预防保健的认识和理解。鼓励社会各方面积极参与信息资源整合工作，共同推动儿童中医药预防保健事业的发展。

## （三）实现儿童中医药预防保健信息资源的有效整合与利用的措施

1. 建立统一的信息管理平台

（1）设计一个集中的信息管理平台，用于收集、存储、处理和共享儿童中医药预防保健的相关信息。该平台应具备数据输入、存储、检索、分析和可视化等功能。

（2）制定统一的信息采集标准与规范，确保信息的准确性和一致性。同时，建立数据质量管理和校验机制，确保数据的真实性和完整性。

2. 整合多源的信息资源

（1）整合来自不同部门、项目和来源的儿童中医药预防保健信息，包括临床数据、患者信息、研究成果、政策文件等，形成一个完整的信息资源库。

（2）建立跨部门、跨领域的信息共享机制，打破信息孤岛，提高信息利用效率。通过统一的信息管理平台，实现信息的实时更新和共享。

3. 加强数据分析与利用

（1）利用数据分析工具对整合后的信息资源进行深入分析，挖掘数据的潜在价值。通过数据挖掘、趋势预测等方法，为管理决策提供有力支持。

（2）定期发布数据分析报告，将有价值的信息以直观、易懂的方式呈现给相关人员，帮助他们更好地了解儿童中医药预防保健工作的现状和发展趋势。

4. 促进知识管理与创新

（1）建立知识管理系统，将分散在各个部门和项目中的知识进行系统整理和分类。通过知识库、案例库等形式，方便人员查询和学习相关知识。

（2）鼓励团队成员积极分享经验和创新成果，促进知识交流与传承。通过定期举办研讨会、交流会等活动，激发团队的创新活力。

5. 保障信息安全与隐私

（1）制定严格的信息安全管理制度，确保信息管理平台的安全稳定运行。采取必要的技术和管理措施，防止信息泄露、损坏和未经授权进行的访问。

（2）尊重患者隐私权，对涉及个人隐私的信息进行严格保密。在信息采集、存储和使用过程中，应遵守相关法律法规和伦理规范。

6. 制定明确的信息资源整合策略　在开始整合之前，需要制定一个明确的信息资源整合策略。这包括确定整合的目标、范围、时间表和预算等。策略的制定应基于对儿童中医药预防保健信息需求的深入理解，并确保整合工作与组织的整体战略和目标保持一致。

7. 建立标准化和规范化的信息资源管理体系　为确保信息资源的有效整合和利用，应建立标准化和规范化的信息资源管理体系。这包括制定统一的信息采集、存储、处理和共享标准，以及建立信息质量管理和校验机制。通过标准化和规范化管理，可以提高信息的一致性和可比性，降低信息整合的难度和成本。

8. 加强信息资源的更新和维护　信息资源具有时效性和动态性，因此需要加强信息资源的更新和维护工作。建立定期更新机制，确保信息的准确性和完整性。同时，加强对信息资源的监管和维护，防止信息的丢失、损坏和泄露。

9. 利用新技术提升信息资源整合效率　随着信息技术的不断发展，可以利用新技术提升信息资源整合的效率。例如，利用云计算和大数据技术，可以实现信息资源的快速存储、处理和分析。利用人工智能和机器学习技术，可以实现信息资源的智能检索和推荐。这些新技术的应用可以大大提高信息资源整合的效率和准确性。

10. 加强信息资源的开发利用　信息资源的价值在于其开发利用。因此，应加强信息资源的开发利用工作，将整合后的信息资源转化为实际的应用和服务。例如，可以开发基于信息资源的决策支持系统，为政策制定和管理决策提供支持。可以开发面向公众的信息服务平台，提供儿童中医药预防保健的知识普及和健康教育服务。

11. **建立信息资源的评价机制**　为确保信息资源的整合和利用效果，应建立信息资源的评价机制。制定评价指标和方法，定期对信息资源的整合和利用效果进行评估。通过评价结果的反馈，可以及时发现存在的问题和不足，并制订相应的改进措施。同时，也可以将评价结果与绩效挂钩，激励相关人员积极参与信息资源的整合和利用工作。

通过以上措施的实施，有效整合与利用儿童中医药预防保健的信息资源，可提高工作效率、促进知识传承与创新、保障信息安全与隐私。同时也有利于提升儿童中医药预防保健工作的整体水平和服务质量。

# 第二节　儿童中医药预防保健资源管理的发展方向及政策建议

## 一、儿童中医药预防保健资源管理的发展方向

### （一）信息化管理

借助现代信息技术手段，建立儿童中医药预防保健的信息管理系统，实现信息资源的整合、共享和高效利用。通过信息化管理，可以提升工作效率，提高服务质量，并为决策提供科学依据。

### （二）专业化发展

加强中医药预防保健专业人员的培养和引进，提高团队的专业素质和服务能力。同时，针对儿童不同年龄段的特点，开展中医药预防保健的专项研究和临床实践，推动服务的专业化发展。

### （三）多元化服务

拓展儿童中医药预防保健的服务领域，提供多元化的服务内容。例如，结合中医养生、食疗、运动等手段，开展个性化的预防保健方案，满足不同儿童和家庭的需求。

### （四）社会化合作

加强与其他相关领域的合作与交流，如儿科学、公共卫生、教育等，共同推进儿童健康事业的发展。通过社会化合作，可以实现资源共享、优势互补，提升整个行业的服务水平。

### （五）科学研究与创新

加强儿童中医药预防保健的科学研究与创新，探索更多有效的预防保健方法和手段。通过科学研究，不断完善和更新服务内容和技术，提高服务的科学性和有效性。

### （六）普及与推广

加强对儿童家长和社会的宣传与教育工作，提高对中医药预防保健的认知度和接受度。通过普及和推广活动，扩大服务覆盖面和服务量，让更多的儿童受益。

综上所述，儿童中医药预防保健资源管理的发展方向是信息化、专业化、多元化、社会化、科学研究和普及推广等多方面的综合发展。通过不断改进和完善资源管理体系和服务模式，可以更好地满足儿童和家长的需求，促进儿童的健康成长和社会的发展进步。

## 二、儿童中医药预防保健资源管理的政策建议

### （一）加强政策引导和支持

1. 制定儿童中医药预防保健的相关政策，明确目标、任务和措施，为工作的开展提供政策依据。

2. 加大对儿童中医药预防保健的投入，提高经费保障水平，支持相关项目的开展。

3. 鼓励社会力量参与儿童中医药预防保健事业，提供多元化的服务供给。

**（二）完善服务体系和网络**

1. 建立健全儿童中医药预防保健服务网络，提高基层医疗卫生机构的服务能力。

2. 鼓励医疗机构、科研院所、社会团体等各方资源整合，形成协同发展的良好格局。

3. 加强与西医预防保健服务的衔接与配合，实现优势互补、资源共享。

**（三）提升人才培养和培训力度**

1. 培养儿童中医药预防保健的专业人才，提高从业人员的专业水平和服务能力。

2. 加强基层医疗卫生机构中医药人才的配备和培训，提高整体服务水平。

3. 鼓励开展多层次、多形式的儿童中医药预防保健学术交流和技术推广活动。

**（四）加强科研创新和成果转化**

1. 加大对儿童中医药预防保健科研的支持力度，鼓励开展相关基础和应用研究。

2. 加强与西医及其他相关学科的交叉融合，推动儿童中医药预防保健的创新发展。

3. 促进科研成果的转化应用，将优秀研究成果转化为实际产品和服务。

**（五）加强宣传教育和社会参与**

1. 加强儿童中医药预防保健知识的宣传和教育，提高公众认知度和接受度。

2. 鼓励家庭、学校、社区等参与儿童中医药预防保健工作，形成良好的社会氛围。

3. 利用媒体和网络平台等渠道，加强儿童中医药预防保健的科普宣传和信息传播。

通过以上政策建议的实施，可以进一步推动儿童中医药预防保健事业的发展，提高儿童健康水平，促进儿童的健康成长。同时，也有利于完善中医药服务体系，提升中医药在儿童医疗保健领域的地位和影响力。

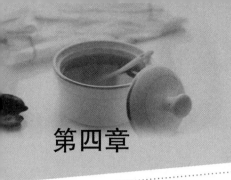

# 第四章

# 儿童中医药预防保健的质量控制

## 第一节 质量控制体系的建立与完善

医疗保健质量控制是一个系统性、持续性改进的过程，是遵照国家法律法规对医疗保健服务各要素如人员、设备、环境等进行管理和控制，旨在确保医疗服务的质量和安全性。医疗质量控制体系的策略包括以下几方面。

1. 制定明确的质量目标和标准 按照国家医疗保健质量规定及医院的制度制定本科室医疗保健质量控制目标和标准，以便为所有患者提供满意的医疗服务。这些目标和标准应基于最佳实践、临床证据和患者需求，并定期进行审查和更新。

2. 资源配置与设施建设 确保儿童预防保健机构具备足够的资源，包括人力、物力、财力等，以满足儿童预防保健工作的需求。同时加强儿童预防保健设施的建设，提高设施的现代化水平，为儿童提供舒适、安全的保健环境。

3. 人员培训与资格认证 对从事儿童预防保健工作的人员进行专业培训，提高他们的专业技能和服务水平。实施资格认证制度并定期进行考核，确保从业人员具备相应的资质和证书，保证服务质量的可靠性。

4. 制定操作规范及服务流程 制定详细的儿童预防保健服务流程和操作规范，确保服务过程中的每一个环节都符合标准，减少操作失误和安全隐患。定期进行业务比赛，激发儿童预防保健团队工作积极性。

5. **质量监测与评估**　定期对儿童预防保健服务质量进行监测和评估，了解服务效果、问题和不足，及时采取措施进行改进。同时，建立质量反馈机制，收集家长和社会的意见和建议，不断完善服务质量。

6. **监督管理与责任追究**　加强对儿童预防保健工作的监督管理，确保儿童预防保健各项政策和措施得到有效执行。建立责任追究机制，对违反法规、造成不良影响的医疗行为进行严肃处理，保障儿童预防保健工作的顺利进行。

7. **健康教育与宣传**　加强儿童预防保健知识的宣传和教育，提高家长和儿童的健康意识和自我保健能力。通过举办讲座、发放宣传资料、建立儿童预防保健微信公众号等方式，普及儿童预防保健知识，促进儿童健康成长。

## 一、设置科室质量控制与安全管理小组

医院及妇幼保健机构的医疗质量控制体系一般分为决策层、控制层和执行层3个层面。而儿童中医保健科室处于执行层，科室主任作为第一责任人负责执行国家政策、医院规章制度等规范性文件。科室主任一般担任科室医疗质量控制与安全管理小组组长，接受医院及行政职能部门领导，贯彻并执行医疗质量控制与安全管理相关规定，定期对科室人员进行医疗质量控制与安全培训，建立科室医疗质量控制与安全管理小组。科室医疗质量控制与安全管理小组主要职责如下：

### （一）建立和完善本科室医疗质量控制和安全管理制度

严格贯彻执行国家医疗质量相关法律、法规、制度及规范，认真贯彻18项医疗核心制度：首诊负责制度、三级医师查房制度、疑难病例讨论制度、会诊制度、危重患者抢救制度、手术分级管理制度、术前讨论制度、查对制度、交接班制度、临床用血管理制度、死亡病例讨论制度、病历书写基本规范与管理制度、分级护理制度、医疗技术准入制度、医患沟通制度、转院转科制度、特诊特治告知制度和手术安全核查制度。

### （二）制订本科室医疗质量持续改进计划并执行

明确科室医疗质量改进的目标和原则，如提高患者满意度、降低医疗事故发生率等。

### （三）对科室的医疗质量进行定期评估

对存在的问题和不足之处提出整改措施并落实。

### （四）加强科室医务人员培训和管理

定期组织科室医务人员学习国家医疗保健相关法律法规、诊疗规范、治疗指南、最新文献报道等，提高医疗服务质量。

### （五）定期召开科室质量控制与安全管理会议

监测指标达标情况，阶段性总结问题，落实质量控制整改措施。

## 二、构建安全的儿童就医环境

由于儿童认知辨别能力差，就医过程中需要提供更加安全的就医环境，避免意外及伤害事件发生。

### （一）优化空间布局和设施设计

医疗保健机构应该根据儿童的特殊需求，优化空间布局和设施设计。例如，设置专门的儿童诊室、候诊区和病房，以及适合儿童身高和体型的医疗设备、家具和玩具等。同时应该保证环境的清洁卫生，定期进行消毒和清洁，避免感染的发生。

### （二）加强安全管理措施

医疗保健机构应该加强安全管理措施，确保儿童在就医过程中的安全。例如，设置门禁系统、监控摄像头等安全设施，加强安保人员的巡逻和监管，防止儿童走失或受到意外伤害。

### （三）加强消防安全管理

按照相关规定配备消防设施和器材，如灭火器、消防栓、烟雾报警器等。同时要定期检查和维护消防设施与器材的完好性和有效性，确保其能够在火灾发生时发挥应有的作用。制订并演练消防应急预案，明确火灾发生时的应对措施和疏散逃生路线，确保其能够适应不同情况的火灾事故。

### （四）医学设备管理

要正确使用和维护科室医学设备。对仪器操作人员进行培训和考核，确保医疗仪器安全运行。

### （五）医疗垃圾分类管理

依据《医疗废物管理条例》和《医疗卫生机构医疗废物管理办法》对科室医疗活动中产生的医疗垃圾如化疗药物、放射性物品、医疗废弃物等使用专门的收集容器进行存放，并且要有明确的标识，以便于分类收集和处理。

## 三、落实患者十大安全目标

### （一）正确识别患者身份

医务人员应严格执行查对制度，在诊疗活动中使用"腕带"等标识手段，确保患者身份识别的准确性。

### （二）确保用药与用血安全

医疗保健机构应建立严格的药品管理制度，确保药品的采购、储存、使用等环节符合规范。同时，医务人员应掌握用药知识，遵循用药规范，确保患者用药安全。

### （三）强化围术期安全管理

医疗保健机构应建立完善的手术安全核查制度和流程，确保手术患者、手术部位及术式等信息的正确性。同时，医务人员应严格执行手术安全核查制度，确保手术过程的安全。

### （四）预防和减少医院相关性感染

医疗保健机构应加强医院感染控制工作，制定并落实手卫生规范、无菌操作规范等，提高医务人员对医院感染控制的意识和能力。

### （五）加强有效沟通

医疗保健机构应建立完善的沟通机制，确保医务人员之间、医患之间、护患之间等信息的有效传递。同时，医务人员应主动与患者及其家属沟通，解释诊疗方案、手术风险等信息，增强患者的信任和理解。

### （六）防范与减少意外伤害

医疗保健机构应制定并落实患者安全管理制度，加强患者安全管理，避免患者跌倒、坠床等意外事件的发生。

### （七）提升导管安全

医疗保健机构应建立导管安全管理制度，规范导管的使用、维护和管理。同时，医务人员应掌握导管相关知识和技能，确保导管使用的安全。

### （八）加强医务人员职业安全与健康管理

医疗保健机构应关注医务人员的职业安全与健康，提供必要的防护用品和培训，降低医务人员职业暴露的风险。

### （九）加强孕产妇及新生儿安全

医疗保健机构应建立孕产妇及新生儿安全管理制度，加强孕产妇及新生儿的监护和管理。同时，医务人员应掌握孕产妇及新生儿相关知识和技能，确保孕产妇及新生儿的安全。

### （十）加强医学装备及医院信息安全管理

医疗保健机构应建立完善的医学装备管理制度和医院信息安全管理制度，确保医学装备的安全使用和医院信息的安全保密。

## 四、医学伦理与知情同意

中医儿科医学伦理强调医务人员在为儿童提供医疗服务时，应遵循尊重儿童权益、确保知情同意和保护个人隐私等伦理原则。这要求医务人员在诊疗过程中，充分尊重儿童的独立个体地位，听取儿童法定监护人的意见，尊重他们的隐私权，并确保儿童法定监护人对诊疗过程、治疗方法、风险和益处有充分的了解和同意。

医师应向患儿法定监护人告知中药或中医适宜技术的相关风险，告知家属患儿可能出现的并发症、不良反应及对应的处理方法，告知患儿复诊、会诊、转诊等相关事宜。

涉及儿童相关临床研究或试验，应取得医疗机构伦理委员会审批并获得患儿法定监护人的知情同意、签署知情同意书。

# 第二节　质量管理的持续改进

## 一、制定科学、合理的中医儿童预防保健规范和服务流程

基于中医理论和儿童生长发育特点，制定适用于不同年龄段的儿童预防保健规范和服务流程。这些规范应涵盖饮食、起居、运动、心理等多个方面，为医务人员提供明确的指导。对目标人群（儿童及其家长）进行深入调研，了解他们的健康需求、保健意识和行为习惯。优化预约、接诊、诊疗、随访等环节，提高服务效率和质量。以中医整体观、辨证施治等核心理论为指导，结合儿童的生理、心理特点和生长发育规律，制定针对性的保健策略。强调"未病先防"的理念，注重预防和调理，促进儿童健康成长。中医儿童医学检查包括询问病史、体格检查、辅助检查和其他特殊检查。熟练掌握"望、闻、问、切"四诊技能。

## 二、加强医务人员培训和考核

定期对医务人员进行中医儿童预防保健知识和技能的培训，确保他们具备专业的知识和技能。同时，建立考核机制，对医务人员的服务质量进行定期评估，激励他们不断提高自己的专业水平和服务质量。要对中医儿科医师进行资格认证、能力评估和服务授权。从事中医儿科的各级医师和护士应遵照《中华人民共和国执业医师法》与《护士条例》取得相应的执业资格，康复治疗师应取得《康复医学治疗技术资格证书》，不能超范围执业。明确初级、中级、高级中医儿科医师的职责，形成互通互联、集思广益的工作机制。由医务处、护理部等部门对从事中医儿科保健的医师、护士、康复治疗师等进行培训、考核，对符合资质的医护康复人员进行资质授权。

## 三、建立健全信息反馈机制

建立中医儿童预防保健服务质量的信息反馈机制，及时收集和分析家长、儿童及医务人员的反馈意见，发现问题并及时改进。同时将这些信息用于优化服务流程和提高服务质量。加强与家长的沟通和教育，让他们了解中医儿童预防保健的理念和方法，引导他们正确选择中医儿童预防保健服务。同时通过发放宣传手册、建立公众号等多种方式向家长宣传正确的育儿知识和方法，提高他们的育儿能力。对于医疗服务中的不足和问题，应组织讨论，制订改进措施，并跟踪改进效果。

## 四、鼓励创新和研发

鼓励中医儿童预防保健领域的创新和研发，推动新技术、新方法的应用。通过不断的技术创新和服务模式创新，提高中医儿童预防保健的服务质量和效果。重视中医儿科领域的人才培养，加大对中医儿科专业人员的培训和教育力度。通过培养一批具备创新精神和研发能力的中医儿科专业人才，为中医儿科领域的创新研发提供人才保障。鼓励医疗机构、高校和研究机构等建立中医儿科创新研发平台，为科研人员提供良好的研究环境和资源支持。通过搭建平台，促进产学研合作，推动中医儿科领域的创新研发工作。

# 第三节　质量与安全的风险评估及控制

## 一、中药使用风险及控制

评估中药材的来源、炮制方法、储存条件等，确保其质量和安全性。评估中药的适应证、禁忌证、用法用量，避免误用或滥用。建立严格的中药材入库、储存、炮制、出库等管理制度，确保其质量和安全性。对中药使用进行监控，针对儿童用药严格按照药品说明书及中医药师医嘱使用，避免误用或滥用。根据儿童的年龄、体重等因素，精确计算中药的剂量。在使用中药期间，应定期监测儿童的肝肾功能、血常规等指标。

## 二、中医适宜技术引起的风险及控制

### （一）火罐伤

儿童皮肤较为娇嫩，拔火罐时如果操作不当，火焰可能会烫伤儿童的皮肤。如果未能及时消毒或处理，容易引发感染。火罐材质宜多选用竹筒、陶瓷杯、玻璃瓶等，火罐口应厚而光滑、底部应宽大呈半圆形。儿童拔火罐时间以3～5分钟为宜，待皮肤充血、瘀血时将罐取下。若罐吸附力过强时，不可硬行上提或旋转提拔，应动作轻缓处理。

## （二）烫伤

在为患儿进行艾灸、天灸、脐疗、中药熏洗、激光疗法、红外线治疗等疗法前，要充分了解并向患儿家属说明注意事项。如果皮肤出现微红灼热属于正常现象；如果出现小水疱但无破溃可自行观察待其吸收；如果水疱较大，可用无菌注射器抽吸疱液后覆盖无菌纱布。

## 三、锐器伤

锐器应放置在独立的区域、独立的容器内，严禁患儿接触。医务人员在接触锐器时应严格执行相关操作规范，避免锐器伤。锐器伤应急处理流程见图4-3-1。

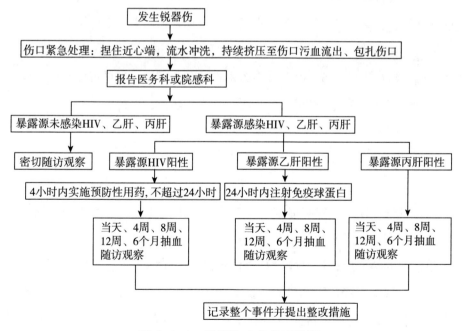

**图 4-3-1 锐器伤应急处理流程**

## 四、康复治疗损伤

按摩或康复治疗仪器使用不当可导致骨折、皮肤损伤、扭伤等。康复治疗仪器应严格按照仪器使用说明书使用，使用完毕及时断电归位。对儿童进行按摩时手法应轻柔平稳，注意逐渐增大力度，避免突然用力及过度牵拉儿童的肌肉和关节。合理把握按摩的禁忌证，若儿童有蜂窝织炎、骨髓炎、丹毒或关节脱位及骨折时禁止按摩。

## 五、吞食异物及跌落伤

指导家长看护好儿童，让儿童活动的范围和接触的物品均在自己的视线范围内，避免攀爬高处。一旦发生跌落及时汇报给医师，进行紧急处置，若病情严重及时转诊。儿童的玩具避免有容易拆卸的小零件，一旦发生吞食异物或堵塞气道，第一时间告知医师直接取出异物或采用海姆立克法取出异物。①若被鱼刺等尖锐物品卡喉，应让专业医师使用内镜探查取出或行其他处置，禁止自行盲目处置。②若儿童跌落伤及颈胸腰椎，禁忌直接抱起送医，要行轴性翻身、平板床转运、颈托固定颈椎，防止二次损伤。

## 六、火灾

儿科一旦发生火灾将造成难以估量的损失，儿童没有自救能力且关系着诸多家庭，一旦发生火灾会引发社会广泛关注。这不仅影响公众对医疗保健系统的信任度，还可能对社会稳定造成一定影响。科室要制定详细的消防安全规章制度，明确科室成员的消防安全职责，确保消防安全工作的有效实施。因此，预防火灾为中医儿科安全工作的重中之重。严格遵照用火操作规范，使用加热或明火仪器时应远离被褥、艾草、干燥的中药、窗帘等易燃物品。定期组织培训如灭火器的正确使用、突发火灾逃生路线、医师护士分片管理等，定期演练模拟火灾发生应急预案。一旦发生火灾第一时间报警，并组织专人负责儿童及其家属逃生。

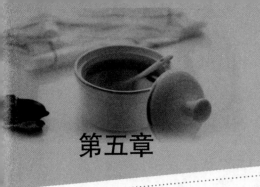

# 第五章

# 儿童中医药预防保健的健康教育管理

## 第一节 概 述

### 一、儿童预防保健与健康教育管理

当今社会，儿童的健康问题日益受到广泛关注。中医药作为我国传统医学的瑰宝，其在儿童预防保健方面具有独特的优势和作用。预防保健是指采取一系列措施来预防疾病、维护健康和提高生活质量的活动。它强调在疾病发生之前进行干预，通过改善生活方式、增强身体抵抗力、减少致病因素等方式来降低患病风险。

预防保健在儿童健康管理中尤为重要，因为儿童的生理和心理发育尚未成熟，他们更容易受到各种疾病和健康问题的影响。通过有效的预防保健措施，可以保护儿童的健康，促进他们的正常生长发育。

预防保健的主要内容包括：

1. 健康教育与宣传　向儿童及其家长传授健康知识，包括营养、卫生、疾病预防等方面的内容，提高他们的健康意识和自我保健能力。

2. 生活方式指导　引导儿童养成良好的生活习惯，如定时作息、合理饮食、适度运动等，以维护身心健康。

3. 免疫接种　按照国家和地方的免疫规划，为儿童提供必要的疫苗接种服务，预防传染病的发生。

4. **定期健康检查**　定期对儿童进行身体检查，包括身高、体重、视力、听力等，以及必要的血液和尿液检查，以便及时发现和处理健康问题。

5. **环境卫生改善**　关注儿童生活和学习环境的卫生状况，采取措施减少环境污染和阻断致病微生物的传播。

健康教育管理在现代医疗体系中占有举足轻重的地位，特别是在儿童的预防保健方面。它涉及有组织、有计划、有系统的教育活动，旨在提高个人、家庭和社区的健康知识水平，引导他们采纳有益于健康的行为和生活方式，消除或减轻影响健康的危险因素，预防疾病、促进健康、提高生活质量。通过将中医药的理念和方法融入儿童预防保健的健康教育中，可以更有效地促进儿童的健康成长，降低疾病的发生率。在这一过程中，我们需要结合儿童的生理和心理特点，制订针对性的健康教育方案，运用多种教育方法和手段，如讲座、互动游戏、实践操作等，激发儿童的学习兴趣，帮助他们在轻松愉快的氛围中掌握中医药预防保健的知识。同时，我们还需要建立有效的监测与反馈机制，定期评估健康教育的效果，及时发现问题并进行改进，确保教育活动的质量和效果。通过与家长、学校、社区等多方面的合作与沟通，共同为儿童的健康成长营造一个良好的环境。

## 二、儿童中医药预防保健与健康教育管理

儿童中医药预防保健是指通过运用中医药的方法和理念，对儿童进行健康教育、预防疾病和促进身体健康的一种方式。制定和实施儿童中医药预防保健的健康教育策略，可以引导儿童及其家长正确认识和使用中医药，培养良好的生活习惯，增强儿童的体质，提高免疫力，预防疾病的发生。

儿童中医药预防保健的健康教育管理是一项具有重要意义的工作，它不仅能够促进儿童的健康成长，还能够传承和弘扬我国的中医药文化。继承和弘扬中医药传统文化精髓，不断努力探索，一定能够为儿童的健康事业做出更大的贡献。

**（一）儿童中医药预防保健的重要性**

中医药在预防保健方面有着悠久的历史和丰富的经验。通过对儿童进行中医药预防保健，可以提高儿童的免疫力，调节身体机能，预防疾病的发生。同时，中医药强调"治未病"的理念，有助于培养儿童健康的生活方式和习惯，为他们的健康成长奠定基础。儿童中医药预防保健的健康教育管理的重要性主要体现在以下几个方面：

1. 儿童的生理特点决定了中医药预防保健的重要性 儿童处于生长发育阶段，脏腑娇嫩，形气未充，免疫力相对较低，容易受到外界环境的影响而生病。中医药注重整体调理和预防为主的理念，通过调理儿童的体质，增强抵抗力，降低疾病的发生风险，对于儿童的健康成长具有重要意义。

2. 培养儿童良好的生活习惯和自我保健意识 通过中医药预防保健的健康教育管理，可以向儿童传授正确的健康观念和生活方式，引导他们养成良好的生活习惯和饮食习惯，提高自我保健意识和能力，从而更好地维护自身健康。

3. 促进中医药文化的传承和发展 中医药作为我国的传统医学体系，具有悠久的历史和独特的优势。通过儿童中医药预防保健的健康教育管理，可以让更多的儿童了解和认识中医药文化，增强对中医药的信任和接受度，促进中医药文化的传承和发展。

综上所述，儿童中医药预防保健的健康教育管理对于儿童的健康成长、良好生活习惯的养成，以及中医药文化的传承和发展都具有重要的意义。因此，应该加强儿童中医药预防保健的健康教育管理工作，为儿童的健康成长提供更好的保障。

### （二）儿童中医药预防保健的健康教育内容

1. **中药保健知识**　向家长介绍常用中药的功效、用法及注意事项，如枸杞、菊花、黄芪等，指导家长合理选用中药为儿童预防保健。《神农本草经》记载枸杞"久服能坚筋骨，轻身不老，耐寒暑"。可用枸杞煮粥为儿童饮用，但感冒、腹泻时不宜食用。

2. **穴位按摩**　教会家长和儿童进行简单的穴位按摩，如捏脊、按摩足三里等，以调节身体机能，提高免疫力。

3. **食疗保健**　介绍适合儿童的中医药膳食谱，如八宝粥、四神汤等，通过食疗达到增强体质、提高免疫力的保健效果。

4. **运动保健**　推荐适合儿童的运动方式，如攀爬运动、户外奔跑、幼儿游泳等，以增强身体素质，增强抵抗力。

5. **情志调护**　教导家长关注儿童的情绪变化，学会情志调护的方法，保持儿童心情愉悦，促进身心健康。

### （三）健康教育管理方式

1. **开展中医药预防保健的家长课堂**　定期组织专家讲座、互动交流等活动，让家长深入了解儿童中医药预防保健的知识和方法。

2. **制作宣传资料**　设计生动有趣的宣传海报、手册等资料，便于家长随时查阅和学习。

3. **网络平台推广**　利用医院官网、微信公众号等渠道，发布儿童中医药预防保健的相关知识和资讯，提高家长的认识和重视程度。

4. **跟踪反馈机制**　建立儿童中医药预防保健的跟踪反馈机制，定期评估效果，根据反馈调整健康教育管理方案，确保其实施效果。

5. **专业团队支持**　组建专业的中医药预防保健健康教育团队，由中医专家、健康教育专家和医护人员共同参与，确保健康教育管理的专业性和科学性。

6. **个性化指导服务**　针对不同年龄段、体质特点的儿童提供个性化的中医药预防保健方案，满足家长的差异化需求。

7. **社区合作推广**　与社区卫生服务中心、幼儿园等机构合作，共同开展儿童中医药预防保健的健康教育活动，扩大覆盖面和影响力。

8. **定期评估与改进**　定期对儿童中医药预防保健的健康教育管理进行评价和总结，分析存在的问题和不足之处，持续改进和优化方案。

通过以上措施的实施，相信能够有效地提高儿童中医药预防保健的健康教育管理水平，为儿童的健康成长提供有力保障。同时，也会促使广大家长重视中医药在儿童预防保健方面的作用，积极参与到健康教育的活动中来，共同为儿童的未来发展保驾护航。

# 第二节　健康教育策略的制定与实施

## 一、目的

健康教育策略的制定与实施是儿童中医药预防保健的重要环节，旨在提高家长和儿童对中医药预防保健的认识，培养健康的生活方式，降低儿童疾病的发生率。

## 二、健康教育策略的制定

1. **目标明确**　明确健康教育策略的目标，针对儿童及家长的需求和认知水平，制订具有可行性和针对性的方案。

2. **内容丰富**　健康教育内容应涵盖中医药基础知识、儿童常见疾病的预防、食疗保健、运动保健等方面，以多元化、趣味化的形式呈现。

3. 形式多样　采用家长课堂、宣传海报、微信公众号、亲子活动等多种形式进行健康教育，提高家长的参与度和儿童的接受度。

4. 强调个体差异　针对不同年龄段、体质特点的儿童提供个性化的健康教育方案，以满足家长的差异化需求。

5. 团队合作　组建由中医专家、健康教育专家和医护人员组成的健康教育团队，确保健康教育策略的专业性和科学性。

## 三、健康教育策略的实施

1. 组织保障　建立健康教育管理小组，明确各成员的职责和工作任务，确保健康教育策略的有效实施。

2. 资源整合　充分利用医院、社区等资源，为健康教育活动提供场地、物资等支持，确保活动的顺利进行。

3. 培训与指导　对健康教育团队进行专业培训，提高其健康教育能力和技巧，确保团队的专业性和执行力。

4. 宣传推广　通过医院官网、微信公众号等渠道发布健康教育信息，提高家长和社会的关注度和参与度。

5. 评估与反馈　建立评估机制，定期对健康教育活动的效果进行评估和总结，及时发现问题并改进方案。

6. 持续改进　根据评估结果和家长反馈，持续优化健康教育策略，提高健康教育的效果和质量。

## 四、相关健康教育策略建议

1. 定期开展儿童中医药知识普及活动　组织专家举办讲座、进行义诊等，向儿童和家长普及中医药的基本知识、应用方法等，增加他们对中医药的了解和信任。

2. **建立儿童中医药健康档案**　为每名儿童建立中医药健康档案，记录其体质特点、常见疾病等信息，并根据个体差异，制订相应的中医药预防保健方案。

3. **推广中药饮食疗法**　加强对儿童的中药饮食疗法宣传，教育儿童及家长能正确选择中药食材，合理搭配膳食，增强体质。

4. **建立儿童中医药保健机构**　在这些机构中提供儿童中医药服务，包括针灸、推拿、中药等，增加儿童接触中医药的机会。

5. **增加儿童中医药教育课程**　在学校中增设儿童中医药教育课程，让儿童学习中医药知识，培养他们的自我保健意识和能力。

6. **引导儿童科学用药**　教育儿童正确使用中药，避免滥用和误用，了解中药的疗效和副作用，提高儿童用药的安全性和有效性。

## 五、注意事项

1. 针对儿童不同年龄段和体质的特点，制订个性化的健康教育方案。例如，对于婴幼儿，要注意合理搭配食物，避免偏食、过食等问题；对于学龄儿童，要培养良好的生活习惯，如定时作息、规律运动等。

2. 家长要关注儿童的身体状况，及时发现异常情况并就医。同时，家长也要注意自身的身体健康，为儿童树立良好的榜样。

3. 医护人员在健康教育管理中起着关键作用。他们需要了解儿童生长发育的特点和规律，掌握中医药预防保健的知识和方法，以便更好地为儿童提供健康教育服务。

4. 健康教育的内容要丰富多样，包括中医基础知识、常见疾病的预防和保健、食疗和运动保健等方面。同时，要注意采用通俗易懂的语言和形式，使儿童和家长易于理解和接受。除了传统的健康教育方式外，还可以利用现代信息技术手段，如微信公众号、APP等，定期发布健康资讯和知识，加强与家长的沟通和互动。

5. 健康教育管理是一个长期的过程，需要持续跟进和评估效果。同时，要根据实际情况不断调整和完善健康教育方案，以提高健康教育的效果和质量。

6. 在健康教育中，要强调预防为主的思想，帮助家长和儿童树立正确的健康观念和意识。同时，也要注意引导儿童培养良好的生活习惯和自主保健能力。

7. 对于一些特殊情况的儿童，如过敏体质、慢性疾病等，家长要特别关注儿童的身体状况，及时就医并遵循医师的建议进行健康管理和预防保健。

总之，儿童中医药预防保健的健康教育管理需要多方面的努力和配合，需要政府、学校、家庭和社会各方的共同努力。政府应加大对儿童中医药健康教育的支持力度，学校和家庭应共同推动儿童中医药知识的普及和应用，社会各方要形成合力，为儿童创造一个良好的中医药健康环境，降低疾病的发生率。

## 六、小结

儿童中医药预防保健的健康教育管理是一项长期而系统的工程，需要制定科学合理的健康教育策略并有效实施。通过制定明确的健康教育目标，采取丰富的健康教育内容和形式，强调个体差异、团队合作等策略，可以有效提高儿童及家长对中医药预防保健的认识和重视程度，培养健康的生活方式，降低儿童疾病的发生率。同时，还需要不断优化健康教育策略，持续改进和提高健康教育的效果与质量，为儿童的健康成长保驾护航。

# 第三节  健康教育内容的策划与开发

儿童中医药预防保健的健康教育内容的策划与开发的是为了提高儿童的健康水平，促进他们身心的全面发展。策划和开发流程如下：

第一步，研究和分析。首先需要对儿童的健康问题进行研究和分析，了解他们的常见疾病和健康需求。

第二步，目标设定。根据研究结果，确定儿童中医药预防保健的目标，如提高免疫力、促进生长发育等。

第三步，内容设计。根据目标，设计相应的健康教育内容。内容可以包括中医药基础知识、预防常见疾病的方法、饮食调理、运动锻炼等方面。

第四步，教材编写。根据内容设计，编写适合儿童的健康教育教材，可以结合图文并茂、生动有趣的方式，以便更好地吸引和引导儿童参与学习。

第五步，教育活动组织。开展针对儿童的中医药健康教育活动，如讲座、互动游戏、展览等，增强儿童对中医药的认知和参与度。

第六步，培训师资。为教育工作者提供相关的培训和指导，使其具备良好的教育能力和专业知识，能够有效地传授中医药健康知识给儿童。

第七步，评估和改进。定期对教育活动进行评估，收集反馈意见，并根据评估结果不断改进策划和开发工作，以提高教育效果。

总之，儿童中医药预防保健的健康教育内容的策划与开发需要综合考虑儿童的特点和需求，设计相应的内容并组织相关教育活动，同时注重培训师资和不断改进教育效果，以达到促进儿童健康发展的目标。

## 一、策划原则

1. **目标明确**  针对儿童及家长的需求，明确健康教育内容的目标，如增强中医药知识、预防常见疾病、提高保健意识等。

2. **内容科学**　确保健康教育内容的科学性和准确性，遵循中医药理论和现代医学知识。

3. **形式多样**　采用图文、动画、视频等多种形式，使健康教育内容更生动有趣，易于理解和接受。

4. **分龄定制**　根据儿童不同年龄段的认知水平和需求，定制差异化的健康教育内容，提高针对性。

5. **互动性强**　设计互动环节，鼓励家长和儿童共同参与，提高健康教育的效果。

## 二、开发流程

1. **需求调研**　通过问卷、访谈等方式，了解家长和儿童对中医药预防保健的需求和关注点。

2. **内容规划**　根据调研结果，规划健康教育内容的主题和框架，如中医基础知识、常见疾病预防、食疗保健等。

3. **资料收集与整理**　收集相关中医药知识和现代医学研究资料，进行筛选、整理和提炼。

4. **内容创作**　结合策划原则和目标受众特点，创作图文、动画、视频等形式的教育内容。

5. **审核与修订**　邀请中医药专家和健康教育专家对内容进行审核，确保科学性和准确性，并根据反馈进行修订。

6. **发布与推广**　通过医院、学校、社区等渠道发布健康教育内容，同时利用社交媒体等平台进行推广。

7. **反馈与优化**　收集家长和儿童的反馈意见，持续优化健康教育内容，提高其针对性和有效性。

### 三、关键要素

1. **教育目标**　明确提高儿童和家长对中医药预防保健的认识,培养健康的生活方式。

2. **教育内容**　涵盖中医基础知识、常见疾病的预防和保健、食疗和运动保健等方面。

3. **教育形式**　采用图文、动画、视频等多种形式,增加互动环节,提高参与度和兴趣。

4. **教育团队**　组建由中医药专家、健康教育专家和医护人员组成的团队,确保内容的科学性和专业性。

5. **评估与改进**　定期评估健康教育效果,根据反馈持续改进和优化教育内容和方法。

### 四、注意事项

1. **内容准确**　确保所有信息的准确性,避免误导家长和儿童。对于涉及医学知识的部分,要经过权威中医药专家的审核。

2. **语言通俗易懂**　使用简单、清晰的语言,避免过于专业化或术语化的表达,确保大多数人都能理解。

3. **形式活泼多样**　结合图片、动画、视频等多种形式,使内容更生动有趣,提高儿童的阅读兴趣。

4. **注重实际操作**　提供实际可行的方法和建议,如食疗方、简单按摩等,使家长和儿童能在日常生活中实施。

5. **强化预防意识**　重点强调预防和保健,而非过分依赖药物治疗,培养儿童和家长预防疾病的意识。

6. **考虑文化差异**　在涉及中医药的内容中,考虑到不同地区和文化的差异，进行适当的调整和解释。

7. **定期更新内容**　随着医学知识的更新和儿童健康问题的变化，定期更新健康教育内容，确保其时效性。

8. **反馈和互动机制**　设置反馈渠道，鼓励家长和儿童提供意见与建议，以便了解内容的接受程度和改进方向。

9. **保护隐私**　在收集和使用个人信息时，要严格遵守隐私保护规定，确保儿童和家长的信息安全。

10. **合作与资源整合**　与中医药专家、教育机构等多方合作，整合资源，提高健康教育内容的品质和影响力。

## 五、避免中医理论和现代医学理论相抵触

在制作儿童中医药预防保健的健康教育内容时，避免中医理论和现代医学理论相抵触是非常重要的。以下是一些方法和注意事项：

1. **保持科学态度**　确保制作团队持有科学、客观的态度，对中医和现代医学都有深入的了解，避免过度强调或偏废任何一方。

2. **明确区分两者**　在内容中明确指出哪些观点或方法是基于中医理论，哪些是基于现代医学理论。这样可以避免混淆，并帮助读者更好地理解两者之间的差异。

3. **求同存异**　对于中医和现代医学共有的健康观念或方法，可以强调它们的共同点，同时指出它们的不同之处。这样可以增强内容的包容性和客观性。

4. **引用权威资料**　在涉及医学内容时，尽量引用权威的医学机构、专家观点或研究结果，这样可以增加内容的可信度，并避免误导读者。

5. **避免绝对化表述**　避免使用过于绝对或极端的表述，如"一定有效""绝对安全"等。这样可以减少因表述不当而引发的争议。

6. **强调个体差异**　中医和现代医学都强调个体差异，因此在内容中要强调针对不同个体可能需要不同的预防保健方法。

7. **及时更新内容**　随着医学研究的进展，中医和现代医学的理论与实践都有可能发生变化。因此，要定期更新内容，确保其与最新的医学知识相一致。

8. **建立反馈机制**　设置反馈渠道，鼓励读者提出意见和建议。这样可以在内容出现问题时及时发现并进行修正。

9. **跨领域合作**　与中医和现代医学领域的专家进行合作，共同制定健康教育内容，确保其科学性和准确性。

10. **强化批判性思维**　鼓励读者对内容进行批判性思考，不盲目接受任何观点或方法，而是根据自己的实际情况与需求进行选择和应用。

通过以上的方法和注意事项，可以有效地避免中医理论和现代医学理论在儿童中医药预防保健的健康教育内容中相抵触的情况，同时也有助于提高健康教育内容的品质和可信度。

# 第四节　健康教育方法的评估与优化

儿童是国家的未来和希望，他们的健康状况直接关系到国家的长远发展。中医药作为我国传统医学的瑰宝，在儿童预防保健方面具有独特的优势。因此，对儿童中医药预防保健的健康教育方法进行评估与优化，对于提高儿童健康水平、促进中医药事业的发展具有重要意义。

儿童中医药预防保健的健康教育方法评估与优化是一个系统性的过程，它涉及多个方面，包括健康教育的内容、方式、频率、效果评估及后续的优化措施，以下是一些建议和方法。

## 一、评估当前健康教育的方法

1. **需求评估**　了解家长和儿童对中医药预防保健知识的需求和期望，包括他们希望通过健康教育获得哪些方面的知识和技能。

2. **内容评估**　检查当前儿童中医药预防保健的健康教育内容是否全面、科学、实用，是否涵盖了儿童常见疾病的预防、日常保健、饮食调养等方面。

3. **方式评估**　分析当前健康教育的方式是否多样化，是否能够吸引儿童的注意力和兴趣，如讲座、互动游戏、动画视频等。

4. **频率评估**　评估健康教育的频率是否合适，是否能够在关键时刻及时提供有效的健康指导。

5. **效果评估**　通过问卷调查、访谈等方式收集家长和儿童的反馈，了解他们对健康教育的满意度、接受程度及实际应用情况。

## 二、优化健康教育的方法

### （一）内容优化

根据评估结果，对健康教育内容进行修订和完善，确保信息的准确性、科学性和实用性。同时，可以增加一些儿童感兴趣的话题，如中医药文化、传统节气养生等。

1. **增加案例与故事**　通过真实的案例或富有教育意义的小故事，向儿童传达中医药预防保健的理念和实践方法。这些故事可以围绕儿童常见的健康问题，如感冒、消化不良等，展示中医药的预防和调理效果。

2. **融入传统文化元素**　结合中国传统节日和习俗，介绍与之相关的中医药预防保健知识。例如，在春节期间讲解如何合理饮食以防积食，或在冬至时介绍适合该节气的养生食谱。

3. **开发互动教材** 设计互动性强、图文并茂的教材和手册，包括涂色、连线、填空等互动形式，让儿童在动手的过程中学习中医药知识。

### （二）方式优化

采用更多元化的健康教育方式，如互动式讲座、亲子活动、体验式学习等，以激发儿童的学习兴趣和参与度。

1. **实践体验活动** 组织儿童参观中医药博物馆或药材市场，让他们亲身体验中药材的辨识、采摘和制作过程，增加对中医药的感性认识。

2. **亲子互动游戏** 设计中医药主题的亲子互动游戏，如开展"我是小中医"角色扮演游戏，让家长和儿童一起参与，增进亲子关系的同时学习健康知识。

3. **多媒体教学资源** 利用动画、视频、音频等多媒体资源，制作生动有趣的中医药健康教育课程，吸引儿童的注意力。

### （三）频率优化

根据儿童的年龄、季节变化等因素，调整健康教育的频率，确保在关键时刻提供及时的健康指导。

1. **定期健康讲座** 根据季节变化和儿童生长发育的特点，定期举办面向家长和儿童的中医药健康讲座，提供针对性的健康指导。

2. **节日特别活动** 结合传统节日或健康日（如爱眼日、爱牙日等），开展主题鲜明的健康教育活动，提高儿童对健康问题的关注度。

3. **持续在线支持** 通过社交媒体、官方网站等渠道提供持续的在线健康教育和咨询服务，方便家长随时获取健康信息。

### （四）效果跟踪

建立长期的效果跟踪机制，定期收集家长和儿童的反馈，对健康教育的效果进行持续评估和改进。

1. **建立反馈机制** 设置健康教育课程后的问卷调查或访谈环节，收集家长和儿童对课程内容、形式以及实用性的反馈意见。

2. **完善健康教育内容**　根据需求评估的结果，完善儿童中医药预防保健健康教育的内容，确保其全面、科学、准确。同时，增加与儿童日常生活密切相关的内容，如饮食调养、运动锻炼等。

3. **创新健康教育方式**　采用儿童喜闻乐见的方式开展健康教育，如动画视频、互动游戏、亲子活动等。同时，利用现代科技手段，如虚拟现实、增强现实等，为儿童提供更加直观、生动的学习体验。

4. **加强师资培训**　定期对从事儿童中医药预防保健健康教育的师资进行培训，提高他们的专业素养和教学能力。同时，鼓励师资与家长和儿童建立良好的互动关系，以便更好地了解他们的需求和反馈。

5. **建立长效机制**　将中医药预防保健健康教育纳入儿童常规教育体系，确保其在儿童成长过程中的持续性和系统性。同时，建立健康教育效果跟踪和评估机制，定期对健康教育的效果进行评估和优化。

6. **定期评估与调整**　根据收集到的反馈信息进行定期评估，针对存在的问题和不足进行调整与改进，确保健康教育的质量和效果。

7. **跟踪应用情况**　通过定期随访或电话沟通等方式，了解家长和儿童在日常生活中对所学中医药知识的应用情况，并提供必要的指导和支持。

通过实施这些具体的优化措施，可以进一步提升儿童中医药预防保健健康教育的效果和质量。

## 三、加强合作与培训

1. **加强与医疗机构的合作**　与当地的中医医疗机构建立合作关系，共享资源，共同开展儿童中医药预防保健的健康教育活动。

2. **加强师资培训**　定期对健康教育师资进行培训，提高他们的专业素养和教学能力，确保健康教育的质量。

3. **加强组织领导**　成立专门的领导小组和工作小组，负责儿童中医药预防保健健康教育方法的评估与优化工作。

4. **制订实施方案** 根据评估结果和优化建议，制订具体的实施方案和计划，明确工作目标和时间节点。

5. **落实经费保障** 确保儿童中医药预防保健健康教育方法评估与优化工作所需的经费得到落实，为工作的顺利开展提供物质保障。

### 四、利用现代科技手段

1. **利用互联网平台** 通过各种渠道和方式宣传推广儿童中医药预防保健健康教育的重要性和意义，提高家长和儿童的认知度和参与度。建立线上健康教育平台，提供丰富的儿童中医药预防保健知识和互动学习资源，方便家长和儿童随时随地进行学习。

2. **利用大数据分析** 收集和分析儿童健康数据，为个性化、精准化的健康教育提供有力支持。

儿童中医药预防保健的健康教育方法评估与优化是一项系统性、长期性的工作。通过科学评估当前管理方法的不足之处，提出针对性的优化建议，并加强实施与保障措施，可以有效地提高儿童中医药预防保健健康教育的效果和质量，为儿童的健康成长保驾护航。通过以上步骤和方法的实施，我们可以对儿童中医药预防保健的健康教育方法进行有效的评估与优化，为儿童的健康成长提供更好的保障。

## 第五节 健康教育效果的监测与反馈

儿童中医药预防保健的健康教育是一个综合性的过程，旨在通过教育和指导，增强儿童及其家长对中医药预防保健的认识和理解，从而促进儿童的健康成长。在这个过程中，健康教育效果的监测与反馈起着至关重要的作用。

# 一、监测方法

## （一）监测方法的选择

选择最有效的监测方式需要综合考虑多个因素，包括健康教育的目标、受众、内容、环境等。以下是一些建议，以帮助选择最合适的监测方式。

1. 明确监测目的　首先明确监测的目的，比如了解参与者的知识掌握情况、行为改变程度、满意度等。明确目的后，可以更有针对性地选择合适的监测方式。

2. 考虑受众特点　考虑健康教育受众的年龄、性别、文化背景、教育程度等特点。例如，对于儿童，可能更适合采用观察法或生动有趣的问卷调查。

3. 考虑教育内容　健康教育的内容也会影响监测方式的选择。如果教育内容主要是知识传授，那么可以采用问卷调查或测试等方式来评估知识的掌握程度；如果教育内容涉及行为改变，那么观察法或个案追踪可能更为合适。

4. 考虑实际操作性　在选择监测方式时，还需要考虑实际操作的可行性。例如，如果资源有限，可能无法进行大规模的访谈或观察；如果时间紧迫，可能需要选择更为简便快捷的监测方式。

5. 综合运用多种方式　为了提高监测的准确性和有效性，可以综合考虑多种监测方式，综合运用。例如，可以采用问卷调查了解整体情况，结合个别访谈深入了解特定问题，再通过观察法验证行为改变等。

总之，选择最有效的监测方式需要根据具体情况进行综合考虑和灵活应用。通过不断实践和总结经验，可以逐渐找到最适合自己健康教育活动的监测方式。

## （二）具体检查方法

1. **问卷调查法**　定期向儿童及其家长发放问卷，了解他们对儿童中医药预防保健知识的掌握情况、行为改变情况等。

2. **观察法**　通过观察来评估儿童在日常生活中是否能够运用所学的儿童中医药预防保健知识，以及他们的健康状况是否有所改善。

3. **访谈法**　与儿童及其家长进行深入交流，了解他们对儿童中医药预防保健的看法、感受和建议。

## 二、监测指标

在健康教育的监测与反馈中，常用的监测指标包括以下几种。

1. **知识掌握情况**　通过测试、问卷调查等方式，评估参与者对健康教育内容的理解和掌握程度。这可以帮助了解教育效果，发现可能存在的问题，为改进教育内容和方式提供依据。

2. **行为改变情况**　观察或询问参与者在接受健康教育后，是否在日常生活中运用了所学的知识，以及他们的健康状况是否有所改善。这是评估健康教育效果的重要指标，可以直接反映教育活动的实际效果。

3. **满意度**　通过问卷调查、访谈等方式，了解参与者对健康教育活动的满意度，包括活动内容、形式、组织者等方面。这有助于发现可能存在的问题，提高教育质量。

4. **覆盖率**　评估健康教育活动的覆盖范围，包括参与人数、参与率等。这可以反映教育活动的普及程度，为制定后续教育策略提供参考。

5. **参与度**　评估参与者在健康教育活动中的参与程度。这有助于了解参与者的积极性和投入程度，为改进教育方式和提高教育效果提供依据。

6. **反馈意见**　收集参与者的反馈意见，提高质量和满足度。

以上指标可以根据具体的健康教育活动进行选择和调整，以确保监测结果的准确性和有效性。同时，需要注意综合运用多种指标进行评估，以全面了解健康教育活动的实际效果和存在的问题。

## 三、反馈机制

1. **定期评估**　定期进行健康教育活动的评估，包括活动的参与度、接受度、满意度等。这可以通过问卷调查、面对面访谈、小组讨论等方式进行。

2. **效果追踪**　追踪健康教育活动后的行为改变情况。例如，观察儿童是否在日常生活中运用了所学的中医药预防保健知识，或者他们的健康状况是否有所改善。

3. **数据分析**　对收集到的数据进行分析，了解健康教育的效果，发现可能存在的问题，为改进健康教育活动提供依据。

4. **定期反馈**　将监测结果定期反馈给儿童及其家长，让他们了解自己在中医药预防保健方面的知识掌握情况和行为改变情况。

5. **个性化指导**　根据每名儿童的具体情况，提供个性化的中医药预防保健指导，帮助他们更好地应用所学的知识。对某些特定个案进行追踪，了解他们在接受健康教育后的改变和进步，以此作为改进健康教育活动的参考。

6. **改进策略**　根据监测结果和反馈意见，不断调整和优化中医药预防保健的健康教育内容和方法，以提高教育效果。

7. **社交媒体和在线平台**　利用社交媒体和在线平台收集用户的反馈和建议。这些平台可以提供实时的、大量的数据，有助于及时发现和解决问题。

以上这些方式并不是孤立的，它们可以相互结合，形成一个完整的监测与反馈系统，以确保健康教育的效果达到最佳。同时，也需要根据具体的健康教育内容和目标，选择最适合的监测与反馈方式。

### 四、技术应用与创新

1. 利用现代信息技术，如移动应用、在线教育平台等，为儿童及其家长提供更加便捷、高效的儿童中医药预防保健健康教育服务。

2. 结合新的医学研究成果和健康教育理念，不断创新儿童中医药预防保健的健康教育内容和方法，提高教育效果。

### 五、挑战与应对策略

挑战一：部分家长可能对中医药存在疑虑或误解，影响儿童对中医药预防保健的接受度。

应对策略：加强与家长的沟通，解释中医药的科学原理和实际效果，消除他们的疑虑和误解。

挑战二：儿童年龄较小，注意力难以长时间集中，可能影响健康教育效果。

应对策略：采用生动有趣的教育方式，如游戏、动画等，吸引儿童的注意力，提高教育效果。

### 六、注意事项

考虑到儿童的年龄特点和认知水平，监测和反馈方式应尽可能生动有趣、易于理解，以激发儿童的兴趣和积极性。在监测和反馈过程中，应尊重儿童的隐私和权益，保护他们的信息安全和身心健康。与家长保持密切沟通与合作，共同关注儿童中医药预防保健健康教育效果，促进家园共育的实现。儿童中医药预防保健健康教育效果的监测与反馈需要综合运用多种方法，确保教育质量和效果。通过及时、有效的监测与反馈，可以发现存在的问题和不足，及时调整和改进教育内容和方式，为儿童的健康成长提供有力的保障。

# 第六节 小 结

经过一系列系统而科学的儿童中医药预防保健的健康教育活动，我们观察到了显著的效果，并从中得出了宝贵的结论。首先，中医药在儿童预防保健中具有独特优势和不可替代的作用。通过运用中医药的理念和方法，我们能更有效地促进儿童的身心健康发展，减少疾病的发生。其次，针对性的健康教育方案对儿童及其家长具有重要意义。我们结合儿童的生理和心理特点，制订并开展丰富多彩、寓教于乐的教育活动，成功引发了儿童对中医药文化的兴趣，并帮助他们在轻松愉快的氛围中学习和掌握了中医药预防保健的知识。此外，有效的监测与反馈机制是确保健康教育质量的关键。我们通过定期评估、收集反馈和及时调整健康教育策略，确保了健康教育活动的针对性和实效性。同时，这也为我们进一步优化健康教育内容和方式提供了宝贵的依据。最后，多方合作与沟通是儿童中医药预防保健健康教育取得成功的保障。我们与家长、学校、社区等各方紧密合作，共同为儿童的健康成长营造了良好的环境。这种合作模式不仅增强了教育效果，也促进了中医药文化的传承和发展。

综上所述，儿童中医药预防保健的健康教育是一项富有成效的工作，它为儿童的健康成长提供了有力的保障，也为中医药文化的传承和发展开辟了新的途径。同时，儿童中医药预防保健的健康教育是一个长期而持续的过程，需要不断地进行监测与反馈，以确保教育效果的最大化。通过有效的监测与反馈机制，我们可以及时发现问题、调整策略、提高健康教育质量，为儿童的健康成长提供有力的保障。展望未来，我们期待通过更多的技术创新和方法创新，进一步优化儿童中医药预防保健的健康教育，为儿童的健康成长贡献更大的力量。

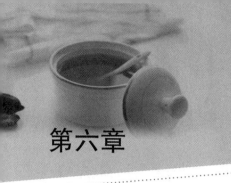

第六章

# 儿童中医药预防保健的健康促进管理

## 第一节　健康促进计划的制订与实施

健康促进是指运用行政或组织手段，广泛协调社会各相关部门及社区、家庭和个人，使其履行各自对健康的责任，共同维护和促进健康的一种社会行为和社会战略。随着现代生活节奏的加快，健康问题越来越受到人们的关注。制订和实施有效的健康促进计划对于提高个体和社区的健康水平，预防和控制慢性疾病具有重要意义。

2023年《中医药振兴发展重大工程实施方案》中明确提出，中医药卫生事业管理应着力彰显优势、夯实基层、补齐短板，健全中医药服务体系，促进优质中医医疗资源均衡布局，发挥中医药整体医学优势，提供融预防保健、疾病治疗和康复于一体的中医药健康服务。因此，在儿童中医药预防保健健康促进计划中，中医药融合促进是不可缺少的重要组成部分。

### 一、健康促进计划的制订

#### （一）需求分析

在制订健康促进计划前，需要对目标人群进行需求分析，了解他们的健康状况、需求和问题。这可以通过问卷调查、访谈、社区调查等方式进行。

### （二）目标设定

根据需求分析的结果，设定明确、可衡量的健康促进目标。这些目标应该关注提高健康知识水平，改善健康行为，降低疾病发病率等方面。

### （三）策略制定

根据目标设定，制定具体的策略。策略应包括教育、宣传、活动、环境改善等多个方面。例如，可以组织健康讲座，开展健康知识竞赛，设立健康步道等。

### （四）资源整合

动员和整合各方资源，包括政府、社区、企业、家庭等，共同参与健康促进计划的实施。

### （五）中医药文化理念

强调整体观念，倡导预防为主，注重个体差异，融入自然疗法，强调家庭和社会支持。

1. 中医药文化强调人体内外环境的和谐统一，因此在制订儿童健康促进计划时，应关注儿童的整体健康状况，包括身体、心理和社会适应能力等方面。通过全面了解儿童的健康状况，制订有针对性的健康促进计划，帮助儿童实现全面发展。

2. 中医药文化注重疾病的预防，强调"治未病"的理念。在制订儿童健康促进计划时，应重视预防工作，通过健康教育、生活方式指导等方式，提高儿童的健康素养和自我保健能力，预防疾病的发生。

3. 中医药文化强调个体差异，认为每个人的体质、性格、习惯等都不同，因此在制订儿童健康促进计划时，应根据儿童的个体差异，制订个性化的健康促进方案。例如，针对体质较弱的儿童，可以制订增强体质的锻炼计划；针对性格内向的儿童，可以制订进行心理疏导和提升社交能力的计划。

4. 中医药文化中包含了丰富的自然疗法，如推拿、按摩、食疗等。在制订儿童健康促进计划时，可以融入这些自然疗法，帮助儿童改善健康状况。例如，通过推拿按摩缓解儿童的肌肉疲劳和紧张情绪；通过食疗调理儿童的脾胃功能，提高食欲和消化能力。

5. 中医药文化注重家庭和社会环境对人体健康的影响，因此在制订儿童健康促进计划时，应强调家庭和社会的支持作用。家长应积极参与儿童的健康促进活动，提供必要的支持和帮助；学校和社会也应为儿童创造健康的成长环境，提供丰富的健康教育资源和活动。

### （六）建立全面的心理健康评估机制

在制订儿童健康促进计划时，关注儿童心理健康是至关重要的一环。心理健康与身体健康相互关联，共同影响着儿童的全面发展。

在制订健康促进计划之前，应对儿童进行心理健康评估，了解他们的情绪状态、心理需求和行为特点，可以通过心理问卷、访谈、观察等方式进行，以便为后续的心理健康指导提供数据支持。以下是如何在关注儿童心理的基础上指导儿童健康促进计划的制订。

1. 融入心理健康教育内容　在儿童健康促进计划中，应融入心理健康教育内容，帮助儿童建立积极的心态，增强心理韧性，提高自我调节能力。这可以通过开展心理健康课程，举办心理健康讲座，组织心理健康活动等方式进行。

2. 关注儿童心理健康问题的预防与干预　针对儿童可能出现的心理健康问题，如焦虑、抑郁、自卑等，应制订预防与干预措施。预防方面，可以通过心理健康教育、家庭支持等方式降低心理问题的发生率；干预方面，可以为有心理问题的儿童提供心理咨询、心理治疗等服务，帮助他们走出困境。

3. 强化家庭与学校的合作　家庭和学校是儿童心理健康成长的重要场所。在制订儿童健康促进计划时，应强化家庭与学校的合作，共同关注儿童的心理健康。家长应积极参与儿童的心理健康教育活动，与学校保持沟通，共同为儿童创造健康的成长环境。

4. 鼓励儿童参与心理健康促进活动　让儿童参与心理健康促进活动，如心理健康讲座、心理健康俱乐部等，可以帮助他们更好地认识自己，了解心理健康知识，提高心理素质。同时，通过参与活动，儿童还能结交更多朋友，增强社交能力，进一步促进心理健康。

## 二、 健康促进计划的实施

### （一）宣传与教育

通过各种渠道，如媒体、社区公告、学校等，宣传健康知识，提高儿童及家长的健康意识。同时，组织健康讲座、培训班等活动，教授健康技能。

### （二）环境改善

改善学习和生活环境，减少健康风险。例如，改善空气质量、增加绿地面积、提供安全的运动设施等。

### （三）政策支持

争取政府和相关部门的支持，制订有利于健康的政策和法规。例如，推广健康食品、限制烟草和酒精消费等。

### （四）监测与评估

定期对健康促进计划的实施效果进行监测和评估，了解目标人群的健康状况变化，及时调整和改进计划。

### （五）建设中医药数字便民和综合统计体系

1. 数字化平台建设　通过信息技术手段，建立一个集数据采集、存储、分析和应用于一体的儿童健康信息平台。该平台应支持多维度的健康信息录入，如中医体质辨识、四诊合参信息等。

2. 优化用户体验　平台界面设计应简洁明了、易于操作，确保家长和儿童能够轻松使用。同时提供多语言支持，以满足不同民族和家庭的需求。

3. 数据收集与整合

（1）数据收集：通过线上问卷、移动应用、智能穿戴设备等多种方式，收集儿童的健康数据，包括中医体质、生理指标、心理状况等。

（2）数据整合：将收集到的数据进行整合，形成标准化的数据格式，便于后续的数据分析和应用。

4. 数据分析与应用

（1）数据分析：利用大数据技术和人工智能算法，对收集到的数据进行深度分析，挖掘儿童健康问题的规律和趋势。

（2）个性化健康指导：根据数据分析结果，为儿童提供个性化的健康指导建议，如中医调理方案、心理干预措施等。

5. 综合统计与评估

（1）制定统计指标：结合中医药特色和儿童健康需求，制定一系列统计指标，用于评估儿童健康状况和中医药干预效果。

（2）定期评估与反馈：定期对儿童健康促进计划进行综合统计与评估，形成评估报告，向家长和社会公众反馈计划实施效果，为改进计划提供依据。

6. 中医药特色服务推广

（1）中医药知识普及：通过线上线下渠道，普及中医药知识，提高家长和儿童对中医药的认识与信任度。

（2）中医药服务推广：结合儿童健康需求，推广中医药特色服务，如中医推拿、食疗、心理调适等，为儿童提供更加全面和个性化的健康服务。

7. 政策保障与多方合作

（1）政策保障：制定和完善相关政策，为中医药数字便民和综合统计体系建设提供有力支持。

（2）多方合作：加强与政府、医疗机构、教育机构等多方合作，共同推动儿童健康促进计划的实施和中医药服务的普及。

### 三、健康促进计划的总结与展望

健康促进计划的制订与实施是一个复杂而长期的过程，需要多方共同努力。通过有效的健康促进计划，我们可以提高个体和社区的健康水平，预防和控制慢性疾病，推动社会健康发展。展望未来，我们将继续完善健康促进计划，探索更多有效的健康促进策略和方法，为构建健康中国贡献力量，尤其应注重中西医协同促进儿童中医药预防保健体系建设。中西医协同儿童健康促进体系的建设是一个综合性的工程，旨在整合中西医的优势，为儿童提供更为全面、系统的健康促进服务。以下是建设该体系的一些关键步骤和策略。

#### （一）政策支持与引导

制定和完善相关政策，明确中西医协同儿童健康促进体系的建设目标和任务。加大对中西医协同儿童健康促进体系的投入，提供必要的经费和资源支持。

建立和完善中西医协同儿童健康促进体系的评价和监管机制，确保其科学、有效、安全地运行。

#### （二）中西医资源整合

整合中西医的医疗资源，包括医疗机构、医师、药物等，形成协同工作的机制。建立中西医协同的诊疗规范和标准，确保中西医在诊疗过程中的无缝衔接。加强中西医之间的学术交流与合作，共同推动儿童健康促进领域的发展和创新。

### （三）健康教育与健康促进

开展针对儿童及其家长的中西医健康教育活动，普及健康知识和理念。结合儿童的生理和心理特点，制订个性化的健康促进方案，包括中医调理、心理干预等。通过多种渠道和形式，如学校、社区、媒体等，广泛宣传中西医协同儿童健康促进体系的理念和优势，提高公众的认知度和接受度。

### （四）科研创新与人才培养

加强中西医协同儿童健康促进领域的科研创新工作，探索新的诊疗方法和技术手段。建立完善的人才培养机制，培养一批既懂中医又懂西医的复合型人才，为中西医协同儿童健康促进体系提供人才保障。

### （五）多部门协同与社会参与

加强政府、卫生、教育、体育等多部门的协同合作，共同推进中西医协同儿童健康促进体系的建设。

鼓励社会组织和企业参与中西医协同儿童健康促进体系的建设和运行，形成多元化的投入和支持机制。

通过以上步骤和策略的实施，可以逐步建立起一个中西医协同、优势互补、资源共享的儿童健康促进体系，为儿童的健康成长提供更为全面、系统的保障。同时，该体系的建设也有助于推动中西医的深度融合和发展，提升我国儿童健康事业的整体水平。

## 第二节　健康促进活动的组织与推广

健康促进活动的组织与推广是实施健康促进计划的关键环节，以下是关于如何组织与推广健康促进活动的一些建议。

## 一、明确活动目标

首先，需要明确健康促进活动的目标，这有助于确定活动的内容、形式和推广策略。目标可能包括提高公众对健康问题的认识，改变不健康的生活方式，预防和控制疾病等。

其次，结合实施健康中国行动，通过实施区域中医治未病中心试点建设和重点人群中医药健康促进项目，将儿童中医药医防融合项目融入其中，总结探索中医治未病理念融入健康维护和疾病防治全过程的方式，形成可推广的中医治未病健康工程升级模式。真正做到从基层、到社区、到二级、到三级医院，以及中医药预防保健机构的层级化、多样化、多元素、多渠道的儿童中医药预防保健模式。

最后，可形成儿童常见病的三级预防保健模式，如复感儿、儿童脾虚泻、儿童消化不良、儿童过敏性鼻炎、小儿腱鞘炎、小儿湿疹等疾病入手，结合各编者参与的课题成果，建立儿童常见病医防融合保健体系建设范式，形成可复制、可重复、可追溯的预防保健体系，同时也可作为队列研究一手资料，适用于常见病甚至罕见病的研究体例。这对儿童健康促进有深远意义。

## 二、设计趣味性、科普性较强的活动

儿童健康促进趣味性科普性活动策划应兼具教育性、互动性、娱乐性和创新性，以激发儿童对健康知识的兴趣，提高他们的健康素养。以下是一些活动策划的建议。

### （一）活动主题

选择贴近儿童生活，易于理解的健康主题，如"营养均衡""运动与健康""良好睡眠习惯"等。

## （二）活动形式

1. **互动游戏**　设计健康知识问答游戏、角色扮演游戏等，让儿童在游戏中学习健康知识。

2. **故事会**　讲述与健康主题相关的趣味故事，通过故事引导儿童养成良好的健康习惯。

3. **手工制作**　组织儿童制作与健康相关的手工艺品，如营养餐盘、运动小人等，加深他们对健康知识的理解。

4. **科学实验**　通过简单的科学实验，让儿童了解身体机能和健康原理。

5. **家庭活动**　家庭作为社会化的第一个媒介，传递了儿童感受到他人接受或拒绝的迹象。这些迹象会激起人们的安全感或不安全感、信任或不信任感，这些感觉有助于满足或不满足他们的基本生理和心理需求。通过这种方式，它可以传输行为模式模型，这些模型将作为指导，随后将被儿童复制。反过来，家庭指导和帮助学习适应环境所必需的运动、语言和社交技能。尤其组织家庭全体成员参加户外运动、集体运动、合作运动更好，如爬山、划船、攀岩、接力跑等。

## （三）活动内容

1. **健康知识科普**　通过图文、动画等形式，向儿童普及健康知识，帮助他们建立正确的健康观念。

2. **趣味互动问答**　设计有趣的互动问答环节，鼓励儿童积极参与，巩固所学健康知识。

3. **角色扮演体验**　设置健康相关场景，让儿童通过角色扮演体验健康行为的重要性。

4. **健康习惯挑战**　发起健康习惯挑战，鼓励儿童在日常生活中践行所学健康知识。

5. **家庭营养教育**　自古以来，食物一直被视为人类健康生活的支柱之一。

纵观历史，健康饮食建议不仅与营养科学的进步有关，也与特定历史时期的健康概念有关。21 世纪出现了 "新营养科学"。如今，营养学已被视为一门多学科、高度复杂的科学。 生活方式的改变和新饮食习惯的采用在国际上加速了营养概念的发展。健康的生活方式是通过分析与均衡食物和营养相关的五个基本要素来考量的：体育活动，情绪平衡，测量每日能量平衡，使用健康的烹饪技巧，饮水量。组织此项内容宣传科普非常重要。

**（四）活动准备**

1. **场地布置**　根据活动主题布置活动场地，营造健康、快乐的氛围。

2. **材料准备**　准备活动所需的道具、材料，如游戏卡牌、故事书、手工材料等。

3. **人员分工**　明确活动组织人员的工作职责，确保活动顺利进行。

**（五）活动宣传与推广**

1. **社交媒体宣传**　利用社交媒体平台发布活动信息，吸引更多的儿童参与。

2. **学校合作**　与学校合作，将活动纳入学校的健康教育课程，扩大活动影响力。

3. **社区推广**　在社区中心、图书馆等公共场所举办活动，吸引社区儿童参与。

通过以上策划，可以打造一系列兼具趣味性和科普性的儿童健康促进活动，帮助儿童在轻松愉快的氛围中掌握健康知识，养成良好的健康习惯。

**三、确定合适的推广渠道**

选择适当的推广渠道对于确保活动的参与度和影响力至关重要。可以利用社交媒体、传统媒体（如电视、广播、报纸）、网络平台、社区公告等多种渠道进行推广。同时，与合作伙伴（如学校、医院、企业等）共同推广也能扩大活动的影响力。

## 四、建立合作伙伴关系

为了建立儿童中医药预防保健促进的合作伙伴关系，需要采取一系列策略和方法，涉及多个领域和机构的合作。以下是一些建议。

### （一）明确合作目标与愿景

1. 共同目标　明确合作伙伴关系的共同目标，如提高儿童健康水平、推广中医药预防保健知识等。

2. 共同愿景　建立共同的愿景，即通过合作实现中医药在儿童预防保健领域的广泛应用和认可。

### （二）选择合适的合作伙伴

1. 机构选择　寻找具有相似理念和目标的医疗机构、教育机构、社区组织等作为合作伙伴。

2. 专家合作　与中医药领域的专家建立合作关系，为项目提供专业指导和支持。

### （三）建立沟通机制

1. 定期会议　组织定期的合作伙伴会议，分享进展、讨论问题、制订计划。

2. 信息共享　建立信息共享平台，及时传递相关政策、研究成果、活动信息等。

### （四）制订合作计划与协议

1. 明确责任　在合作协议中明确各方的责任、权利和义务，确保合作顺利进行。

2. 制订计划　根据共同目标制订详细的合作计划，包括活动时间、内容、预算等。

### （五）开展联合活动

1. 健康讲座　组织中医药预防保健知识的健康讲座，面向儿童及其家长。

2. 实践活动　开展中医药体验活动，如制作中药香囊、学习中医按摩等，增强儿童对中医药的兴趣。

3. 研究项目　共同开展中医药预防保健相关的研究项目，推动科研创新。

### （六）加强宣传与推广

1. 联合宣传　通过合作伙伴的渠道共同宣传项目和活动，扩大影响力。

2. 成果展示　定期展示合作成果，如发布研究报告、举办成果展览等，增强合作信心。

### （七）建立评估与反馈机制

1. 定期评估　对合作项目的进展和效果进行定期评估，确保合作目标的实现。

2. 及时调整　根据评估结果及时调整合作策略和内容，保持合作的持续性和有效性。

通过以上策略和方法，可以建立稳固的儿童中医药预防保健促进的合作伙伴关系，共同推动中医药在儿童健康领域的应用和发展。

## 五、制订详细的实施计划

制订详细的实施计划，包括活动时间、地点、人员分工、预算等。确保所有细节都得到充分考虑和安排，以便活动能够顺利进行。

## 六、评估活动效果

在活动结束后，对活动的效果进行评估。收集参与者的反馈意见，了解活动的优点和不足，以便在未来的活动中进行改进。同时，通过统计参与人数、活动覆盖范围等数据来评估活动的影响力。

## 七、持续推广

健康促进活动不应仅仅是一次性的活动，而应通过持续推广使其成为公众关注的焦点。可以在活动后定期发布相关健康信息，开展后续活动或提供持续的健康服务，以保持公众对健康问题的关注。

总之，健康促进活动的组织与推广需要充分考虑目标、内容、形式、推广渠道和合作伙伴等因素。通过精心策划和实施，可以确保活动的成功并促进公众健康水平的提高。

# 第三节 健康促进效果的评估与改进

健康促进效果的评估与改进是确保健康促进活动取得长期成效的重要环节。

## 一、设定明确的评估指标

在健康促进活动开始之前，应该设定明确的评估指标。这些指标应该与活动目标紧密相关，能够客观反映活动的效果。例如，如果活动目标是提高公众对健康问题的认识，那么评估指标可以包括参与者的知识测试得分、问卷调查中的认知度等。在构建儿童中医药预防保健体系的成效评估指标时，我们需要考虑多个方面，以全面、客观地衡量该体系的效果。以下是一些建议的评估指标。

### （一）健康知识普及程度

1. 中医药知识知晓率　评估儿童及其家长对中医药基本知识和预防保健理念的知晓程度。

2. 健康教育覆盖率　统计接受中医药预防保健相关健康教育的儿童数量及比例。

### （二）健康状况改善情况

1. 疾病发病率变化　观察儿童在参与中医药预防保健活动后，常见疾病的发病率是否有所下降。

2. 健康状况改善率　评估儿童在中医药预防保健干预后的整体健康状况改善情况，包括体质、免疫力等方面的提升。

### （三）中医药服务使用情况

1. 中医药服务使用率　统计儿童接受中医药预防保健服务的次数和比例，如中医推拿、穴位贴敷等。

2. 服务满意度　调查儿童及其家长对中医药预防保健服务的满意度，包括服务态度、效果等方面。

### （四）合作机制与协同效果

1. 合作伙伴数量及活跃度　评估与中医药预防保健相关的合作伙伴数量及参与活动的积极程度。

2. 协同成效　分析合作伙伴在中医药预防保健领域的协同效果，如共同开展活动的数量、质量及影响力等。

### （五）科研创新与成果转化

1. 科研项目数量及质量　统计与中医药预防保健相关的科研项目数量及研究成果的质量。

2. 成果转化情况　评估中医药预防保健科研成果在实际应用中的转化

情况，如新技术、新产品的推广和应用。

通过以上评估指标的设置和监测，可以全面了解儿童中医药预防保健体系的成效，为进一步优化和完善该体系提供科学依据。同时，这些指标也有助于激发合作伙伴的积极性和创造力，推动中医药在儿童健康领域的广泛应用和发展。

## 二、收集数据并进行分析

要收集和分析健康促进指标的数据，可以按照以下步骤进行。

### （一）明确指标和目标

首先需要明确想要评估的健康促进指标，如儿童中医药预防保健体系的成效评估指标。

确定评估目标，如了解儿童对中医药知识的知晓率，或者评估儿童中医药预防保健服务的使用情况。

### （二）选择合适的数据收集方法

1. 问卷调查　设计问卷，通过在线或纸质形式进行调查，收集儿童及其家长对中医药预防保健的认知、态度和使用情况等信息。

2. 观察法　观察儿童在参与中医药预防保健活动时的表现，记录相关数据。

3. 访谈　与儿童及其家长、医务人员等相关人员进行访谈，深入了解他们对中医药预防保健的看法和体验。

4. 文档记录　收集相关的文档资料，如活动记录、健康档案、研究报告等。

### （三）数据收集

根据选择的数据收集方法开始收集数据。确保数据的准确性和完整性。

对于问卷调查和访谈等定性数据，需要进行整理和编码，以便于后续分析。

### （四）数据分析

1. 对收集到的数据进行描述性统计分析，如计算均值、标准差、频数等，以了解数据的分布和特征。

2. 进行相关性分析，探讨不同指标之间的关系，以及它们与整体健康促进效果的联系。

3. 使用统计软件或数据分析工具，如SPSS、Excel等，进行数据处理和可视化展示。

### （五）结果解释和报告

1. 根据数据分析结果，解释各项指标的意义和可能的影响因素。

2. 撰写报告，总结评估结果，并提出改进建议或策略。

3. 将报告分发给利益相关者，如政策制定者、医务人员、家长等，以促进健康促进活动的改进和优化。

### （六）反馈与持续改进

定期收集反馈意见，了解各方对健康促进活动的看法和建议。

根据反馈意见和数据分析结果，持续改进健康促进活动，提高其实效性和影响力。

通过以上步骤，可以有效地收集和分析健康促进指标的数据，为优化和改进健康促进活动提供科学依据。

### 三、评估活动效果

根据收集到的数据和分析结果，对活动的效果进行评估。评估内容包括活动的参与度、参与者的满意度、健康知识的普及程度、健康行为的改变等。通过评估，可以了解活动是否达到了预期的目标，以及哪些方面需要改进。

## 四、寻求反馈意见

在活动结束后，向参与者寻求反馈意见。这可以通过问卷调查、访谈等方式进行。参与者的反馈意见可以提供宝贵的建议，有助于改进未来的健康促进活动。

## 五、制订改进措施

制订儿童健康促进活动的改进措施是一个持续的过程，需要基于评估结果、反馈意见及实际效果进行调整。以下是一些建议的步骤和方法。

### （一）分析评估结果

仔细分析评估数据，包括问卷调查结果、观察记录、健康数据等，以了解活动的实际效果和可能存在的问题。

识别活动中表现优秀的部分和需要改进的部分。

### （二）收集反馈意见

通过访谈、问卷调查等方式，收集儿童、家长、教师等相关人员的反馈意见。

了解他们对活动的看法、体验和建议，以便更好地改进活动。

### （三）制订改进措施

根据评估结果和反馈意见，制订具体的改进措施。例如，增加互动环节以提高儿童的参与度，优化活动流程以提高效率，增加健康教育内容以提高儿童对健康知识的了解等。

制订改进措施时，要考虑到可行性、可操作性和实际效果。

## （四）实施改进措施

将改进措施付诸实践，确保它们得到有效执行。

在实施过程中，要密切关注活动的进展和效果，及时进行调整和优化。

## （五）持续监测与评估

对改进措施进行持续监测和评估，了解它们是否达到预期效果。

如果发现改进措施未能达到预期效果，要及时分析原因并调整策略。

## （六）建立改进机制

建立长期的改进机制，将评估、反馈和改进作为一个持续的过程。

鼓励所有相关人员积极参与改进工作，共同推动儿童健康促进活动的持续优化和发展。

## （七）寻求专业支持

在制订改进措施时，可以寻求专业人士或机构的支持和指导。

他们可以提供更专业的建议和方法，帮助改进活动的效果和影响力。

通过以上步骤和方法，可以制订和实施有效的改进措施，推动儿童健康促进活动的持续优化和发展。同时，也有助于提高儿童健康水平和生活质量。

## 六、持续监测与评估

健康促进效果的评估与改进是一个持续的过程。在活动结束后，仍然需要定期监测和评估健康促进效果，以确保活动能够持续发挥作用。同时，要根据实际情况调整和改进健康促进策略，以适应不断变化的社会环境和公众需求。

总之，健康促进效果的评估与改进是确保健康促进活动取得长期成效的关键环节。通过设定明确的评估指标，收集数据并进行分析，评估活动效果，寻求反馈意见，制订改进措施及持续监测与评估，可以不断地提升健康促进活动的质量和效果，为公众健康水平的提高做出更大的贡献。

# 第四节　健康促进资源的整合与利用

健康促进资源的整合与利用是确保健康促进活动得以顺利实施并取得良好效果的重要环节。以下是关于如何整合与利用健康促进资源的一些建议。

## 一、明确资源需求

儿童中医药预防保健体系建设的资源需求涉及多个方面，包括人力资源、物资设备、技术支持及资金保障等。以下是对这些资源需求的详细分析。

### （一）人力资源

1. **中医药专家团队**　需要组建一支由中医药专家组成的团队，负责提供儿童中医药预防保健的专业指导和支持。

2. **医务人员培训**　对现有的医务人员进行中医药知识和技能的培训，提升他们在儿童中医药预防保健方面的能力。

3. **健康教育人员**　培养或引进健康教育专业人员，负责开展儿童中医药预防保健的健康促进活动。

### （二）物资设备

1. **中药材与中药制剂**　确保中药材和中药制剂的质量与供应，满足儿童中医药预防保健的需求。

2. **诊疗设备**　根据中医药的特色和需求，配置适当的诊疗设备，如脉诊仪、舌诊仪等。

3. **教学材料**　准备充足的中医药教学材料，用于医务人员的培训和儿童的健康促进活动。

### （三）技术支持

1. **中医药研究**　加强中医药在儿童健康领域的研究，推动中医药预防保健技术的创新和发展。

2. **信息技术应用**　利用现代信息技术手段，如大数据、人工智能等，提升儿童中医药预防保健的服务效率和质量。

### （四）资金保障

1. **政府投入**　争取政府对儿童中医药预防保健体系建设的支持和投入，确保项目的顺利推进。

2. **社会筹资**　积极寻求社会力量的支持和参与，通过捐赠、合作等方式筹集资金。

3. **医保政策**　探索将儿童中医药预防保健服务纳入医保范围，减轻家庭的经济负担。

### （五）政策与法规支持

1. **制定相关政策**　出台相关政策，明确儿童中医药预防保健体系建设的目标和任务，提供政策保障。

2. **完善法律法规体系**　完善中医药相关法律法规，为儿童中医药预防保健提供法律支持。

通过以上资源需求的明确和保障，可以推动儿童中医药预防保健体系的建设和发展，提升儿童健康水平和生活质量。

## 二、建立资源清单

建立一份详细的资源清单，包括现有资源的种类、数量、使用状况等。通过清单，可以清晰地了解资源的状况，避免资源的浪费和重复购买。

## 三、寻求合作伙伴

积极寻求合作伙伴，包括政府部门、企业、社会组织、学校、医院等。与合作伙伴共同策划和实施健康促进活动，可以共享资源，扩大活动的影响力，实现资源的利用最大化。

## 四、合理分配资源和加强资源管理

加强儿童预防保健体系建设的资源管理，可以从以下几个方面进行。

### （一）明确资源需求和规划

1. 需求评估　对儿童预防保健体系所需的人力资源、物资设备、技术支持和资金保障等进行全面评估，确保资源的合理配置。

2. 规划制订　根据评估结果，制订详细的资源管理规划，明确资源的分配、使用和管理方式。

### （二）优化资源配置

1. 人力资源　合理配置医务人员、健康教育人员等，确保他们具备相应的中医药知识和技能。

2. 物资设备　根据中医药特色和需求，合理配置中药材、中药制剂和诊疗设备等，确保质量和供应。

3. 技术支持　加强中医药研究和技术创新，提升儿童预防保健体系的技术水平和服务质量。

### （三）建立资源管理机制

1. 库存管理　建立中药材、中药制剂等物资的库存管理制度，确保资源的充足和有效利用。

2. 设备维护　定期对诊疗设备进行维护和保养，确保其正常运行和延长使用寿命。

3. 技术支持团队　建立专业的技术支持团队，负责解决中医药服务过程中的技术问题和提供技术支持。

### （四）加强资金管理和保障

1. 预算管理　制订合理的预算计划，确保资金的合理分配和使用。

2. 资金监管　加强对资金使用情况的监管和审计，确保资金的安全和有效使用。

3. 筹资渠道拓展　积极寻求政府支持、社会筹资等渠道，为儿童预防保健体系提供稳定的资金来源。

### （五）强化监督与评估

1. 定期评估　定期对儿童预防保健体系的资源管理情况进行评估，了解资源的利用效率和存在的问题。

2. 监督检查　加强对资源管理情况的监督检查，确保资源的合规使用和避免浪费。

3. 问题整改　对评估和监督中发现的问题进行及时整改和优化，提高资源管理的效果。

通过明确资源需求和规划，优化资源配置，建立资源管理机制，加强资金管理和保障及强化监督与评估等措施，可以加强儿童预防保健体系建设的资源管理，确保资源的合理利用和效益最大化。这将有助于提升儿童预防保健体系的服务水平，促进儿童健康事业的发展。

## 五、利用现代科技手段

利用现代科技手段，如互联网技术、大数据技术等，提高资源的整合与利用效率。例如，可以通过互联网平台开展线上健康讲座、培训等活动，扩大活动的覆盖面和参与度。

## 六、定期评估与调整

定期评估资源的整合与利用效果，根据实际情况进行调整和优化。确保资源的整合与利用始终与活动的目标和需求保持一致。

总之，健康促进资源的整合与利用是确保健康促进活动取得良好效果的重要保障。通过明确资源需求，建立资源清单，寻求合作伙伴，合理分配资源和加强资源管理，利用现代科技手段及定期评估与调整等措施，可以实现资源的最大化利用，推动健康促进活动的顺利实施和持续发展。

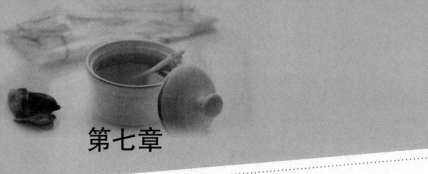

# 第七章

# 儿童中医药预防保健医防
# 融合体系建设管理策略

　　儿童中医药预防保健医防融合体系的建设是基于"需求牵引、源头创新、中医特色、医防融合"这一理念，同时根据国务院办公厅印发的《中医药振兴发展重大工程实施方案》工作精神要求，重点关注中医药健康服务高质量发展工程，着力彰显优势、夯实基层、补齐短板，健全中医药服务体系，促进优质中医医疗资源均衡布局，发挥中医药整体医学优势，提供融预防保健、疾病治疗和康复于一体的中医药健康服务。将临床需求、民生服务作为科研动机，对儿童常见病防治体系建设、中医特色优势技术推广、中医药专科专病人才培养等方面进行医防融合模型建设。其意义在于：将医院资源与社会资源有效整合，创新建立医防融合体系模型建设；挖掘运气中医理论研究，为模型建设提供医学理论基础；提炼中医药优势技术，并推广应用，"未病先防、既病防变、瘥后防复"治未病理念，提高医防融合专病专治，融预防治疗保健为一体中医药保健服务率；培养服务基层及非医疗体系中医药人才，促进中医药振兴发展和健康中国体系建设，提高儿科常见病医防融合模式发展。

# 第一节 医防融合概述

## 一、医防融合概念

医防融合是一种工作机制，旨在推动医疗卫生工作重心下移、优质医疗资源下沉，从而让群众能够享受到更高效、优质、便捷的医疗和公共卫生服务。这一机制强调医疗机构在疾病预防控制工作中的责任和作用，并注重从全人群与全生命周期的角度出发，植入预防医学的理念。医防融合要求以居民健康需求为导向，在基层医疗卫生机构内部实现医防人员融、管理融、信息融、考核融和服务融的"五个融"。这不仅是服务模式的融合，也是今后很长一段时间内的制度安排。

## 二、中西医结合医防融合

中西医结合医防融合是一种独特的医疗卫生服务模式，它将中医和西医的理论与实践相结合，并融入预防保健的理念，以更好地维护人民群众的健康。

首先，中西医结合医防融合强调在疾病治疗过程中，既要发挥中医的优势，如辨证施治、个体化治疗等，又要借鉴西医的先进技术和方法，实现两者的优势互补。这种结合不仅可以提高治疗效果，还可以降低治疗成本，减轻患者的经济负担。

其次，中西医结合医防融合注重预防保健的重要性。中医强调"治未病"，即预防疾病的发生和发展；而西医则注重早期发现和早期治疗疾病。通过中西医结合的方式，可以更好地将预防保健的理念融入医疗服务中，提高人民群众的健康意识和自我保健能力。

最后，中西医结合医防融合还需要加强人才培养和科研创新。通过培养具备中西医结合知识和技能的专业人才，以及加强相关领域的科研创新，可以推动中西医结合医防融合的深入发展，为人民群众提供更加优质、高效的医疗卫生服务。

总之，中西医结合医防融合是一种具有创新性和实效性的医疗卫生服务模式。它将中医和西医的优势相结合，融入预防保健的理念，以更好地满足人民群众的健康需求。随着医疗卫生事业的不断发展，中西医结合医防融合有望成为未来医疗卫生服务的重要方向之一。

## 三、医防融合体系建设的重要意义

医防融合体系建设的意义主要体现在以下几个方面。

1. 提高医疗质量与效率　通过医防融合，可以实现医疗机构和疾病防控部门之间的信息共享和资源整合，避免重复劳动和资源浪费。这种整合和优化使得医疗服务更加高效，提高了医疗保健服务的质量和效率。

2. 推动以健康为中心的理念　医防融合是医疗卫生体制改革从以疾病为中心转向以健康为中心的具体体现。它强调预防保健的重要性，通过早期干预和健康管理，减少疾病的发生，降低疾病致死率、致残率，提高人民群众的健康水平。

3. 优化资源配置　医防融合通过整合县域医疗卫生服务资源，实现医疗卫生服务上下贯通，医防深度紧密融合。这有助于整体提高县域医疗卫生资源配置和运行效能，确保人民群众能够享受到优质高效的健康服务。

4. 增强基层防病治病能力　医防融合有助于破解基层防病治病和健康管理能力不足的问题，如全科医师人员数量不足、质量不高等问题。通过整合和优化基层医疗资源，可提高基层医疗服务能力，使更多人受益。

5. **构建全方位的健康服务体系**　医防融合体系的建设围绕多个方面内容展开，包括建立个人全生命周期医疗健康大数据平台，基于医疗健康大数据的人工智能评估和诊断平台等。这有助于为辖区居民提供疾病预防、诊断、治疗、康复、护理等一体化、连续性的医疗服务，构建全方位全生命周期的健康服务体系。

### 四、实现医防融合的措施

为实现医防融合，需要乡村医师、临床医师、公共卫生人员、护士等组成一个真正的服务团队，注重维护和提升居民健康，而不仅仅是关注疾病治疗。这意味着服务团队将更倾向于开展健康管理服务，而非仅仅依赖药物。同时，他们也将更主动地提供服务，而非被动地等待群众上门。

在基层医防融合方面，以降低疾病发生率和提升资金使用效率为目标，整合公共卫生服务资金和医保基金，采用捆绑式打包支付作为主要形式，并以重点慢病防治作为主要切入点。这一举措有助于更好地满足群众的健康需求，提升基层医疗卫生服务能力，进一步改善群众看病就医的条件和可及性。

总的来说，医防融合是医疗卫生体系改革从以疾病为中心转向以健康为中心的具体体现，是健康中国战略和一系列制度安排的必然要求。通过推动医防融合，可以进一步提升疾病预防控制水平，为人民群众提供更加优质、高效的医疗健康服务。

## 第二节　儿童常见病医防融合体系建设流程

儿童常见病医防融合体系建设流程可以参考以下步骤。

第一步，建立健康管理档案。为每一位儿童建立健康管理档案，记录其基本信息、健康状况、疫苗接种情况等，以便进行个性化的健康管理和疾病预防。

第二步，健康教育和宣传。开展针对儿童常见病的健康教育和宣传活动，提高家长和儿童对疾病预防的意识，培养健康的生活方式。

第三步，定期健康检查。组织儿童进行定期的健康检查，包括体格检查、视力检查、听力检查等，及时发现潜在的健康问题。

第四步，发放调查问卷。进行医防融合健康干预前后对比。

第五步，疾病预防和控制。根据儿童的年龄、季节、地域等因素，制定针对性的疾病预防和控制策略，如加强疫苗接种、做好手卫生等。

第六步，医疗服务提供。建立儿童医疗服务网络，提供便捷、高效的医疗服务，包括门诊服务、急诊服务、住院服务等，确保儿童在患病时能够得到及时的治疗。

第七步，家庭医师签约服务。推广家庭医师签约服务，为儿童提供连续性的健康管理服务，加强与家长的沟通和协作。

第八步，健康数据分析与利用。对收集到的儿童健康数据进行分析和利用，发现健康问题的规律和趋势，为制定更有效的健康管理和疾病预防策略提供依据。

通过以上流程，可以建立起儿童常见病医防融合体系，实现儿童健康管理和疾病预防的有效结合，提高儿童的健康水平和生活质量。同时，这个体系也需要不断地完善和优化，以适应儿童健康需求的变化和发展。

# 第三节　儿童常见病医防融合体系建设

## 一、影响儿童健康的常见疾病

儿童常见病的排名可能会因地区、季节、生活习惯等因素有所不同。以下是一些常见的儿童疾病，但并未按照特定顺序排列。

1. **呼吸系统疾病**　如急性上呼吸道感染、急性支气管炎、肺炎等。这些疾病通常由病毒或细菌感染引起，表现为发热、咳嗽、呼吸困难等症状。

2. **消化系统疾病**　如腹泻、消化不良、胃肠炎等。儿童的消化系统尚未发育完全，容易受到外界因素的影响，导致消化功能紊乱。

3. **泌尿系统疾病**　如尿路感染、肾炎等。由于儿童的免疫系统尚未完全发育，容易受到细菌或病毒的感染，导致泌尿系统疾病。

4. **神经系统疾病**　如脑炎、脑膜炎等。这些疾病通常由病毒或细菌感染引起，严重时可危及生命。

5. **血液系统疾病**　如贫血、白血病等。这些疾病可能由遗传、环境、免疫功能异常等因素引起，对儿童的身体健康造成严重影响。

6. **变态反应性疾病**　不能说变态反应性疾病是哪一个病，只能说它是由于机体的抗体抗原反应导致机体的一系列改变，平常在临床上最多见的有荨麻疹、接触性皮炎、哮喘、过敏性鼻炎等。

7. **其他**　营养性疾病如维生素D缺乏性佝偻病、营养不良等和感染性疾病如水痘、手足口病等。

需要注意的是，以上疾病并非儿童所患全部疾病，且疾病的严重程度和表现因个体差异而不同。如果儿童出现任何不适症状，应及时就医，以便得到准确的诊断和治疗。同时，家长应关注儿童的健康状况，加强预防保健措施，降低疾病的发生风险。

如果有课题研究基础，就有队列研究及病例对照研究数据支持，对医防融合试点疾病进行筛选，并采取措施进行效果差异性分析，总结医防融合管理路径，大大提高以基层为服务单位，早期、广泛、全程、跟踪、评价为一体的服务评价体系，促进儿童中医药预防保健效果。

## 二、医防融合体系建设研究的内容

中医理论基础研究，作为模型建设循证依据；以治未病理念为指导，建立儿科常见病医防融合体系模型。

该体系以应用五运六气理论指导儿童常见病的养生保健服务，主要应用于部分儿童常见病如小儿脾虚泻、复感儿、小儿湿疹、过敏性鼻炎等。

应用技术主要包括司天三字经小儿推拿、司天贴敷、膏滋养生方、运气调养、代茶饮等技术手段，构建其应用于非医疗小儿养生保健的服务体系并评价。研究如何规范化应用中医药特色技术，体现儿童治未病的理念，并调研医防融合预防保健前后对比，包括服务的人群数量、保健效果、远期队列研究跟踪效果评价（基金项目：2023年度青岛市医院协会管理研究项目《基于运气理论创新发展儿科常见病医防融合体系建设范式》）。

## 三、明确儿童常见病医防融合需要解决的问题

1. 医防融合模式模型建立，针对性研究某类疾病模型建设，便于后期效果验证，推广应用。

医防融合慢病管理工作是医疗卫生机构服务能力提升的重点，2021年山东省卫生健康委员会下发了《关于开展三高共管六病同防医防融合慢病管理试点工作的通知》，本书将此项工作落实的方法路径做一思考整理。基层医疗卫生机构通过优化诊疗流程建成"三高共管六病同防"的慢性病一体化管理模式，初步形成了"由合适的人、在合适的地点、提供合适的服务"的横纵连接、资源共享、医防融合基层慢性病管理服务体系，为群众提供了全过程、全周期的慢性病健康管理，有效防控慢性病高发态势，保障了人民群众的身体健康。

2. 如何将临床基础研究与市场、社会非医疗体系有机融合，提高模型效应推广应用率。

基于"数字中国""健康中国"战略，以共生理论，从数字时代下医学发展与智能技术的融合，改善就医体验，建立通用健康档案，数字化健康管理在个人健康中的应用4个方面，分析健康管理的数字化发展路径。

3. 进一步阐明《黄帝内经》对中医运气理论进行数据挖掘，为模型建立提供循证依据。

（1）关于先天运气因素对先天禀赋及疾病罹患倾向性影响的研究。

（2）关于先天运气因素与发病时运气因素的关联性研究。

（3）关于后天运气因素与疾病发生的相关性研究。

（4）关于后天运气因素与疫病发生的相关性及防治的研究。

（5）关于运气理论在临床治疗中的应用研究及其他研究。

通过以上研究思路，以儿科常见病为例进行研究，将临床研究结果作为基础建立医防融合体系模型，将防病、治病、保健、康复融为一体，建立中医养生保健疾病治疗管理模式。

## 第四节 中医药特色技术为医防 融合体系建设保驾护航

### 一、以《黄帝内经》中"五运六气"理论为依据结合特色技术

#### （一）理论研究五运六气数据挖掘作为循证依据

五运六气理论，简称运气理论或运气学说，是中医理论的重要组成部分。它主要通过天干地支、阴阳五行来标记和推算不同时间周期的气候和物候变化，进而分析这些变化对人体生理和病理的影响。

五运指的是木、火、土、金、水五行的运动，对应着自然界一年中春、夏、长夏、秋、冬的季候循环。而六气则指的是风、寒、暑、湿、燥、火六种气候因子。五运和六气相互配合，可以用来推算和预测来年的天象、气候及疾病发生流行的规律，并提供相应的预防和养生方法。

具体来说，五运六气理论将一年分为五个季节，每个季节对应一种五行属性和一种气候特点。例如，春季对应木运和风气，夏季对应火运和暑气，长夏对应土运和湿气，秋季对应金运和燥气，冬季对应水运和寒气。通过这种对应关系，可以推算出某年某月的气候特点，以及这种气候对人体健康的影响。

此外，五运六气理论还强调了气候与人体健康的密切关系。认为气候的异常变化会导致人体生理和病理的改变，从而引发各种疾病。因此，通过观察和分析气候的变化规律，可以预测疾病的发生和流行趋势，并采取相应的预防和治疗措施。

需要注意的是，五运六气理论是一种复杂而深奥的学问，需要专业的知识和经验才能进行准确地推算和应用。因此，在实际应用中需要结合具体情况进行分析和判断。笔者通过图书馆、数据库查阅资料，走访顾植山

等运气理论代表性传承人，归纳、整理运气理论的理论基础；通过大量临床，探索并形成运气理论在儿科临床的诊疗体系；归纳总结，撰写相关文章发表于北大核心期刊、形成技术报告推广应用。为了便于读者理解如何运用五运六气，这里介绍一下五运六气学说。五运又分为岁运、主运和客运，是指木、火、土、金、水五行上各配以天干。其中，岁运：又名中运（五行之气处于天地气机升降之中）、大运（统主全年运候）。主运：指主持一年中的五季之运，它反映一年五时气候的正常变化，年年如此，固定不变，故称为主运。每年的主运分为木运、火运、土运、金运、水运五种，以五行相生的次序，始于木而终于水。客运：与主运共同主持着每年五步的每一步。每年的客运也分为木运、火运、土运、金运、水运五种。客运与主运的相同点：五运分主五时，每运各主七十三日零五刻；均按五行相生之序，太少相生，五步推运。二者的不同点在于客运随着岁运而变，年年不同，而主运则始于春角，终于冬羽，年年不变。

六气又分为主气和客气、客主加临三种，是指风、热（暑）、火、湿、燥、寒六种气候变化各自配以地支，主气测常，客气测变，客主加临则是一种常变结合的综合分析方法。主气：包括风木、君火、相火、湿土、燥金、寒水六种，因其年年如此，恒久不变，静而守位，所以又称为地气。主气分主一年的二十四个节气，即将一年二十四个节气分属于六步之中，每步主四个节气，计六十天八十七刻半，主气的顺序为厥阴—少阴—少阳—太阴—阳明—太阳，初之气为厥阴，终之气为太阳，即始于厥阴风木，按五行相生次序，终于太阳寒水，年年不变。客气：在天的三阴三阳之气，因其客居不定，与主气之固定不变有别，所以称为"客气"。客气和主气一样，也分为风木、相火、君火、湿土、燥金、寒水六种。客气运行六步的次序是先三阴，后三阳，具体次序是：一厥阴风木，二少阴君火，三太阴湿土，四少阳相火，五阳明燥金，六太阳寒水。

通俗地理解，每年的主运和主气都是不变的，这决定了一年中春暖、夏热、秋凉、冬寒的大体格局；客运和客气则是变化的，这决定了每年气候的差异。

每年第一运的客运，对一整年的气候都有影响，称为"值年大运"；六气的客气则每年在变，客气中又有"司天之气"和"在泉之气"，司天之气为该年第三气的客气，主管上半年；在泉之气为该年第六气的客气，主管下半年。

**（二）中医药特色技术预防保健及推广应用**

1. 从临床治疗角度　正所谓"上工不治已病治未病"。治未病理念：未病先防、既病防变、瘥后防复。

总结运用"三因司天方"治疗患儿湿疹、小儿抽动症、鞘膜积液等疑难杂症的经验，以及结合辨体质和运用三阴三阳"开阖枢"理论指导经方的经验：运用五运六气理论在难治性湿疹、小儿抽动症、鞘膜积液等疑难杂症的临床病案，充分体现中医"天人合一"的整体观。运用五运六气学说的司天、司人、司病证的临床诊疗模式，考虑天、地、人合一的思想，把握运气变化，抓住疾病的先机，有效降低患儿治疗性创伤，促进患儿体质健康，且大幅降低医疗费用。基于三阴三阳"开阖枢"理论，对六经病"欲解时"见解为"相关时"，参照"欲解时"判定证候的六经属性，并据此遣方用药，常取得良效甚至奇效，已经在临床得到广泛验证。

2. 从治未病角度　在治未病方面，结合五运六气抓"先机"，兼顾患者运气体质及当年和来年运气特点组方。以基于运气理论膏滋方干预复感儿为例，进行临床随机对照研究，观察疗效及其对机体免疫功能的影响，分析运气理论膏滋方干预复感儿的有效性及安全性，阐述运气理论在儿科的临床治未病的应用、疗效及预防保健作用。运用运气膏滋方干预患儿反复呼吸道感染等常见病（基金支持项目：山东省中医药科技发展计划项目，《基于运气理论运用传统膏滋干预复感儿随机对照研究》，课题编号：2017-329）。

运气膏滋，又称为运气膏方，是一种依据运气理论来制作的中药膏剂。运气理论是中医理论中的一部分，它强调人与自然环境的相互关系，认为人的生理和病理变化与天地运气的变化密切相关。

根据运气理论，每年的气候特点都有所不同，这会对人体的健康产生影响。因此，运气膏滋的制作会根据当年的运气特点来灵活选方用药。这种膏滋的主要目的是养生调体，预防疾病，而不仅仅是治疗已经发生的疾病。

运气膏滋的制作过程通常包括煎熬药汁，使其浓缩成脂液状，以便于服用和保存。这种膏滋可以滋养五脏六腑，对于虚弱、枯燥等身体状况有改善作用。此外，运气膏滋的服用时间也有讲究，通常会根据节气的变化来确定。例如，在秋季服用秋膏以帮助身体收敛，冬至开始服用冬膏以帮助身体储藏精气。中医药重在缓解期给予益肺健脾补肾等中药调理，有效改善"复感儿"体质，提高机体免疫功能，减少发病，且中医治疗手段灵活多样，符合本病长期治疗的需要，并避免西药治疗的许多副作用。近年来，中医药在防治"复感儿"方面已取得了可喜的进展，具有治愈率高、复发率低、毒副作用少等优点。

总之，运气膏滋是一种依据运气理论制作的中药膏剂，旨在通过顺应自然规律来调养身体，预防疾病。但需要注意的是，每个人的体质和健康状况都不同，因此在使用运气膏滋之前，须咨询专业的中医师进行辨证施治。

3.从推拿技术角度——司天三字经小儿推拿 从小儿推拿技术方面，基于运气理论优化三字经推拿理论与技法，形成基于运气理论的"司天三字经小儿推拿"的理论与特色技法，总结结合"五运六气"和"六经辨证"治疗小儿脾虚泻的经验并进行临床研究。（基金项目：山东省科技计划发展项目，《五运六气理论指导小儿推拿治疗脾虚泻的随机对照研究》，课题编号：2019-0597；青岛市医药卫生科研计划项目，《基于运气理论司天三字经小儿推拿的选穴规律分析》，目前已完成全部病例研究）；《山东省医务职工科技创新计划项目（联合立项）》，基金编号：SDYWZGKCJHLH202232〕

基于运气理论优化三字经推拿理论与技法，并总结结合"五运六气"和"六经辨证"治疗小儿脾虚泻的经验：五运六气理论与小儿三字经推拿理论可以相辅相成，可以通过分析五运六气临证的汤药处方反推推拿取穴处方，临床上已验证具有依运立方解证和依证调气转机的可行性和有效性。

基于既往运气理论指导推拿治疗小儿疾病的关系，多因子的动态的综合考虑，以"不以数推，以象之谓也"为最终落脚点，从而确定选穴处方。以运气理论指导三字经推拿治疗小儿脾虚泻的患者，临床取穴少，疗程短，疗效显著；已总结司天三字经小儿推拿选穴规律，并已完成《司天三字经小儿推拿诊疗（操作）规范》并入库。

（1）小儿推拿法的应用与研究现状：小儿推拿是中医儿科传统非药物疗法之一，因其临床疗效好，无痛、无药物毒副作用而被广泛接受及推广。虽然现代小儿推拿广泛流传，但小儿推拿学的研究领域多局限于临床应用的经验总结阶段，小儿推拿不论流派亦是以五脏辨证为理论指导经验选穴，对小儿推拿的理论框架及临床选穴规律尚缺乏系统深入研究。

（2）三字经小儿推拿流派的特点和局限：小儿推拿疗法，其雏形早在秦汉时期就已形成，首次创立于金元时期，明清得以具体形成与发展。历代医家对小儿推拿疗法的理解和认识各不相同，因而产生了不同的流派，每一流派的操作手法和方法、受术部位各有不同。三字经推拿流派有如下学术特点：①取用穴位少：临证取穴一般不超过3～5个穴位；②用"独穴"：在一定情况下，只用一个穴位，推拿时长，以得效为度，用以治疗急性病效果最好；③推拿时间长：每穴一次推5～15分钟；④手法简单；⑤治病疗效高：这取决于辨证、取穴、手法和时间，辨证运用四诊八纲，重视望诊。

三字经推拿法简单易学、疗效显著，其重视推拿技法的操作，却相对弱化了小儿推拿的理论框架的构建，而辨证是治疗的基础，理论体系的弱化可能会影响疗效。

（3）司天三字经小儿推拿的形成：司天三字经小儿推拿的运气辨治选穴施治取得优于单纯五脏辨证取穴的临床效果。前述五运六气理论指导小儿推拿治疗脾虚泻的随机对照研究，确立了运气理论指导小儿推拿诊疗的可行性和有效性。以运气理论为指导，多因子的动态的综合考虑，岁运、司天在泉的常位格局，还有"变"的运气实情，以及患儿的运气禀赋等，通过分析五运六气临证的汤药处方反推推拿取穴处方，分析归纳司天三字经小儿推拿的选穴规律。进一步整理、挖掘徐谦光《推拿三字经》及《黄帝内经》五运六气的理论基础及特征，分析司天三字经小儿推拿选穴规律，优化三字经小儿推拿的诊疗体系，简化取穴并提升临床疗效，形成司天三字经小儿推拿的特色理论和关键技术创新体系。

## 二、五运六气理论结合特色技术在儿童常见病中的应用

### （一）运气理论指导膏滋方治疗复感儿

小儿反复呼吸道感染简称"复感儿"，是儿科常见的临床现象，具有反复发作、迁延难愈的特点，发病率逐年上升。目前西方医学对复感儿的病因与发病机制尚不完全清楚，但免疫调节功能紊乱是其一个重要的方面。免疫调节为主要治疗方法之一，其中脾氨肽能够增强 T 淋巴细胞的杀伤效应，从而控制细菌及病毒感染，具有免疫调节作用，治疗复感儿临床疗效肯定，是临床常用药物。

"未病先防，已病防变"是中医学的重要思想。中医学认为复感儿的发生与自身的阴阳失衡及自然界的变化有着密切的联系。基于中医运气理

论的膏滋方依据《黄帝内经》的"冬藏精"理论和肾命学说为理论基础，兼顾患者运气体质及当年和来年运气特点组方，可以有效改善患儿体质，从而减少复感儿发生的次数。既往基于运气理论运用膏滋方对增强患儿体质、降低发病次数等已经有了一定的临床积累，且效果显著。目前国内基于五运六气运用膏滋方干预复感儿的报道较少，且未有客观性的评价，因此以五运六气理论为指导运用膏滋方干预复感儿，同时给予脾氨肽治疗复感儿，观察疗效及对机体免疫功能的影响，分析运气理论指导膏滋方治疗复感儿的组方原则，为临床应用提供了一种新方法，丰富中医治未病思想。

治疗方法：用膏滋方，自当年冬至开始服用，顺应"冬至一阳生"，早晚各 1 次，每次15g，温水化服，连服2个月。开具膏滋方时针对患儿不同个体体质特征的同时，注意兼具以下内容和特点：①阴阳互根，以期阴阳互求，精气互生；②必先岁气，无伐天和，结合五运六气（结合患儿运气体质及当年和来年运气特点）；③重视肾命，注重培补命门元阳；④行脾助运，避免呆补滋腻碍胃（酌情配伍少量辛香行气活血之"动药"）；⑤以升为动，重视阳气升发气化（加用佐助太阳"开"的药物）。

中医学认为复感儿发病病机主要是肺、脾、肾三脏功能不足，邪气趁虚而入而发病，加之喂养不当、调护失宜、用药不当等因素使临床症状反复加重，病程迁延，其发病"关键不在邪多，而在正气不足"。既往研究发现，中医药治疗可有效改善复感儿患儿免疫功能。西药治疗复感儿虽取得一定成效，但毒副作用多，甚至产生耐药性，而中药能在治疗上具有显著的优势。通过研究发现：治疗组基于运气治疗复感儿效果确切，且能改善患儿自身免疫功能，治疗组治疗后免疫球蛋白及补体（IgG、IgM、IgA、补体C3、补体C4）明显高于脾氨肽对照组，差异有统计学意义（$P<0.05$）。说明基于运气理论运用膏滋方干预复感儿患儿可有效提高其

机体免疫功能和抗病能力，从而提高临床疗效。

### （二）运气理论指导小儿推拿治疗小儿脾虚泻

小儿泄泻是临床常见病，且以脾虚泻多见。小儿脏腑娇嫩，"脾常不足"，受饮食、环境等外界因素的影响，导致脾胃受伤，引起泄泻；而泄泻日久又损伤脾胃，两者互为因果，导致泄泻迁延难愈。脾虚泻的发生、发展除与自身脾胃虚弱、阴阳失衡有关外，与自然界的变化亦有着密切的联系。

在过去的几年中，在国家中医药管理局龙砂医学流派代表性传承人顾植山教授的指导下，运用五运六气学说指导小儿推拿的选穴施治取得优于单纯五脏辨证取穴的临床效果。《六元正纪大论》中记载"先立其年，以明其气"，以2018年戊戌年为例，戊戌年太阳寒水司天，太阴湿土在泉，中见太徵火运。以传统小儿推拿，需取穴：补脾经、补大肠、推三关、摩腹等八个穴位，理气化湿、调和脾胃，往往3～6天症状方有缓解。而根据戊戌年寒湿的运气特点，对脾虚泻的患儿仅取"外劳宫"一穴，逐寒暖脾，一次即愈。五运六气指导小儿推拿较传统五脏辨证小儿推拿取穴少、疗程短、疗效显著。在临床实践中将五运六气思想运用于小儿推拿治疗的选穴处方已获得了较好的疗效，积累了一定的实践与理论经验（《五运六气结合推拿治疗儿科疾病》在2018年6月发表于《中国中医药报》学术版；《五运六气理论指导三字经推拿辨证思维探析》将刊登于《中华中医药杂志》）。过去的工作提示，结合运气变化，通过科学的方案设计、系统的临床与理论研究，据此兼顾患儿及运气特点，运用五运六气理论指导小儿推拿，随访调查统计资料，对小儿脾虚泻的适用范围、缩短病程、促进脾胃功能、增强体质和治病的效果等作出有统计数据支持的判断意见，具有较高循证证据级别的中医指导意义，形成了运气理论指导小儿推拿诊疗提高疗效的新技术。

处方：据《素问·五常政大论》中记载"必先岁气，无伐天和"，以当年的运气格局为主，取1~2个主穴，每穴10~15分钟，以发病当时的运气实际情况和患儿先天运气禀赋的不同，取2个配穴，每穴5~10分钟，即一名患儿每次取穴3~4个。每日推拿1次，每次约30分钟，3天为1个疗程，6天后统计数据。

临床上已验证具有依运立方解证和依证调气转机的可行性与有效性。通过临床研究，最终形成了运气理论指导三字经小儿推拿即"司天三字经小儿推拿"的新技术。2021年4月，司天三字经小儿推拿被列为山东省中医药特色优势技术推广项目，在全省组织推广实施。

### （三）"六经病欲解时" 膏滋方熏药治疗儿童过敏性鼻炎

张仲景的《伤寒杂病论》中"六经病欲解时"理论指出，各经在特定时间内，经气旺盛，正盛邪退，所属疾病易于缓解，如"太阳病欲解时，从巳至未上"，巳午未正值一天之中阳气增长最强时，人体的阳气也随之旺盛，有助于化解寒邪，使太阳病得以消解。依据过敏性鼻炎的发病时间特点，分时段熏药，探索出过敏性鼻炎发病时间与择时段熏药的治疗规律。

通过辨天（即五运六气）、辨人（即体质，包括运气体质）、辨病证三个方面结合，将运气辨治之常——"必先岁气、无伐天和"及运气辨治之变——"时有常位而气无必也"动态结合，通过分析五运六气开具运气膏滋方，一人一方，天人合一，辨证施治。

"六经病欲解时"分时段依据：从巳至未上欲解者，为太阳病；从申至戌上欲解者，为阳明病；从寅至辰上欲解者，为少阳病；从亥至丑上欲解者，为太阴病；从子至寅上欲解者，为少阴病；从丑至卯上欲解者，为厥阴病。

"六经病欲解时"的时间顺序从三阳经到三阴经分别为：少阳经（3：00—9：00）—太阳经（9：00—15：00）—阳明经（15：00—21：00）—太阴经（21：00—3：00）—少阴经（23：00—5：00）—厥阴

经（1：00—7：00）。根据此病发病特点分时段运用膏滋方涂抹于鼻腔，局部进行熏洗，熏洗后再次将膏滋均匀涂抹于鼻腔，如太过黏稠或干燥可用香油稀释后涂抹。每日2次，早晚各1次，每次5～10分钟，10天后停用3天，继续用10天，如此循环共3个月。因"六气"为"时"，即3个月为一个"时"。

建立过敏性鼻炎患儿临床信息采集表，通过病例发病情况及中医病证（病象）的诊断采集，进行"运气—发病—膏滋方熏蒸—疗效"的关联性分析，确定运气理论指导儿童过敏性鼻炎灸治时间、灸量、施灸药粉处方原则。据中医症状分级量化评分、临床疗效评估等作出有统计数据支持的判断意见，确立运气理论指导儿童过敏性鼻炎提高疗效的新技术。确立治病阶段运气理论治疗疗效，从而扩展至起居、饮食、运动、康复等健康干预管理方案。以点带面，进而再扩展至病前、病后也就是预防、防复两个阶段，从而形成儿童过敏性鼻炎在防病、治病、防复三个阶段完整的健康干预管理方案，意义重大。2021年立项课题一项，已完成研究工作，疗效确切。（青岛市医药卫生科研计划项目，《基于"六经病欲解时"理论指导运气膏滋熏药治疗儿童过敏性鼻炎（AR）的随机对照研究》，课题编号：2021-WJZD049）

### （四）运气脐灸治疗气虚血瘀证小儿便秘管理策略

中医五运六气（简称运气）学说是古人探讨自然变化的周期性规律及其对疾病的影响的学问，该学说认为疾病的发生是天、地、人共同作用的结果。因此将疾病的发生、发展与天地相结合，人和自然是相合相生的一个整体，自然运气的变化必然影响到人体之健康运作。人们顺应自然之变化，适时调整，才能更好地保持健康、防病治病，真正做到司人、司天、司病症，才能提高治疗康复效果。2019年医药科研指导计划课题立项一项，研究内容即运用五运六气理论指导脐灸（简称运气脐灸）对气虚血瘀证小儿便秘的疗效与传统脐灸进行疗效对照，最终形成科学规范的干预方案。根据患儿治疗时间推算所处运气格局，同时结合患者先天禀赋，决定施灸时间和灸治时间等，脐灸药粉选择依据辨证及运气方进行加减组方。

以2019年为例，从2019年阳历2月4日11点14分正式进入猪年。2019年的五运六气概要：先通过天干来推五运，十天干依次顺序为甲、乙、丙、丁、戊、己、庚、辛、壬、癸。其中单数甲、丙、戊、庚、壬属阳。双数乙、丁、己、辛、癸属阴，阳干为太过，阴干为不及。己亥年，"甲己化土"，所以大运是土运；又己为阴干，所以是土运不及，即少土，为卑监之年。这一年客运的第一运是土运，由此往下推，按照五行相生的顺序：第二运为金，以后相继是水运、木运、火运。主运和客运叠加起来，形成如下格局：

| 主运 | 少木 | 太火 | 少土 | 太金 | 少水 |
|---|---|---|---|---|---|
| 客运 | 少土 | 太金 | 少水 | 太木 | 少火 |
| 大运 | 土运不及，为卑监之年 | | | | |

再通过地支来推算六气：己亥年，"己亥之岁，上见风木"，这一年是厥阴风木司天，少阳相火在泉。客气的第三气是厥阴风木，第六气是少阳相火。这样，我们又可以填好下面这张表了：

| 主气 | 厥阴风木 | 少阴君火 | 少阳相火 | 太阴湿土 | 阳明燥金 | 太阳寒水 |
|---|---|---|---|---|---|---|
| 客气 | 阳明燥金 | 太阳寒水 | 厥阴风木 | 少阴君火 | 太阴湿土 | 少阳相火 |
| 司天在泉 | 厥阴风木司天、少阳相火在泉 | | | | | |

运气属：厥阴风木司天、少阳相火在泉。土运本不及，风木气胜之，实属天刑之年。气化运行后天，民病中热，而反右胁下寒，耳鸣、掉眩、燥湿相胜，黄疸、浮肿、时作瘟疠，宜敷和汤。敷和汤原方：半夏、枣

仁、五味子、枳实、茯苓、诃子、干姜、橘皮、炙甘草各半两。运气脐灸重点就是选择时辰施灸同时增减敷和汤单味药或者依原方。灸量：3～6壮；灸治时间：上午（三阳）9:00—11:00，下午（三阴）5:00—7:00；治疗时间：1.2～1.5小时；脐灸药：敷和汤加减。

具体时辰：

初运（木）大寒节当日起　春分后十三日　七十三日五刻风温；

二运（火）春分后十三日　芒种后十日　七十三日五刻火热；

三运（土）芒种后十日　处暑后七日　七十三日五刻暑湿；

四运（金）处暑后七日　立冬后四日　七十三日五刻凉燥；

终运（水）立冬后四日　小寒节末日　七十三日五刻寒冷

初之气（1月20日—3月21日）：主气为厥阴风木，客气为阳明燥金，风木克土，土气被克制，气候特征为风大，气温忽高忽低，偏于干燥。易得寒性病如右下腹疼痛等，加炒牛子。灸量3～4壮即可，灸治时间1.3小时。

二之气（3月21日—5月21日）：主气为少阴君火，客气为太阳寒水，寒水克火，气候特征为雨多温度低，回暖慢，倒春寒可能较为严重。易出现中热表现，加麦冬、山药。灸量5～6壮即可，灸治时间1.5小时。

三之气（5月21日—7月23日）：主气为少阳相火，客气为厥阴风木，风木助火，气候特征为热。易得涕泪出，耳朵鸣响，眩晕等，加紫菀。灸量3～4壮即可，灸治时间1.2小时。

四之气（7月23日—9月23日）：主气为太阴湿土，客气为少阴君火，湿土克火，气候特征为湿热。易得湿热类病如湿疹、黄染等，加泽泻、山栀子。灸量4～5壮即可，灸治时间1.4小时。

五之气（9月23日—11月22日）：主气为阳明燥金，客气为太阴湿土，燥金克湿土，气候特征为凉。依原方。灸量5～6壮即可，灸治时间1.5小时。

终之气（11月22日—12月31日）：主气为太阳寒水，客气为少阳相火，寒水克火，气候特征为温。依原方。灸量4～5壮即可，灸治时间

1.3小时。

因此依据上述运气时间，即可以选择施灸的时间和灸治时间以及加减组方意见，疗效明确。那么我们在任何一个年份均可依据本节介绍的治病防病思路进行自我保健与疾病治疗。

## 第五节　对儿童医防融合管理策略的实践分析

### 一、五运六气理论及特色技术在国内外进行的宣传推广应用

五运六气理论运用及特色技术课题组主要成员王静主任医师，是山东中医药大学、青岛大学硕士研究生导师，师从全国老中医药专家学术经验继承指导老师及龙砂医学流派代表性传承人顾植山教授、国医大师沈宝藩教授，国家中医药管理局龙砂医学流派主要传承人，全国"五运六气"高级师资。曾受江苏省江阴市卫生健康委员会邀请，专场向江阴市基层中医人才培训推广"司天三字经小儿推拿"技法及运气膏滋在儿科的应用。2018年5月，受台湾省慈济大学和慈济医院邀请，赴台讲授"司天三字经小儿推拿"技法及运气膏滋在儿科的应用；同年11月，台湾中医药教育学会等学术组织派专员来青岛随本人进修学习。2019年以来，王静主任医师在山东省中医五运六气传承推广基地海慈医院医联体青岛健联崂山中医诊所、平度中医院儿科等单位组织学习并推广"司天三字经小儿推拿"。2020年，《中国中医药报》特邀王静共同举办五运六气指导"三字经小儿推拿速成培训班"，开始在全国推广"司天三字经推拿"技法。王静作为青岛市第一批市级健康科普专家，录制播出"青岛市市民健康大学堂"精品课程并宣教该技法；2021年3月，受德州市卫生健康委员会邀请，专场向德州基层中医人才推广培训五运六气在中医儿科、小儿推拿等临床的应

用。此技法减少了治疗频次，缩短了疗程，降低了临床均次治疗费用，减少了医保支付，减轻了患者负担，医疗经济价值贡献突出；此技法推广应用的范围不断扩大，服务患者人次、患者满意度等稳步增长，社会影响力与日俱增。2021年5月，"司天三字经小儿推拿"入选山东省中医药特色技术挖掘提升拟推广项目向全省基层医疗单位推广应用。司天三字经小儿推拿项目2023年获齐鲁中医药文化研究优秀成果奖。基于五运六气理论创新儿科辨治体系的研究获2023年山东中医药科学技术奖。王静2022年分别赴北京，辽宁大连、江西南昌、江苏无锡，2023年赴四川达州、湖南常德在国家级继续教育项目授课：《五运六气与疫病防治》《龙砂医学特色诊疗技术培训》。2023年11月受瑞士中医药大学邀请赴瑞士参加"2023龙砂五运六气海外传承班"讲学，受到国内外学者高度关注及好评。

## 二、实践应用中的突出优势

儿童中医药预防保健管理的中医药优势主要体现在以下几个方面。

1. **治未病** 中医药强调预防为主，通过调理饮食、起居、情志等方面，增强儿童的体质和免疫力，预防疾病的发生和复发。中医药的治未病思想可以帮助儿童养成健康的生活方式，预防疾病的发生。

2. **辨证施治** 中医药注重个体差异，根据儿童的年龄、性别、体质、病情等因素进行个体化辨证施治，制订个性化的治疗方案。这种治疗方法可以更好地满足儿童的个体需求，提高治疗效果。

3. **多靶点干预** 中医药的治疗方法多样，包括中药、推拿、针灸等，这些方法可以针对多个靶点进行干预，从而更好地调节儿童的生理功能，改善健康状况。

4. **温和安全** 相比西药的副作用和不良反应，中医药对儿童来说更为温和，更安全可靠。中医药的治疗方法也较为多样，可以根据儿童的体质和病情选择适合的方法进行治疗。

5. **综合治疗** 中医药采用多种治疗手段相结合的方法，可以更好地调节儿童的生理功能，改善健康状况。同时，中医药还可以与西医治疗相结合，提高治疗效果。

总之，儿童中医药预防保健管理的中医药优势在于其个性化治疗、预防为主、综合治疗等方面的特点，可以更好地满足儿童的个体需求，提高治疗效果。在未来的儿童预防保健工作中，可以考虑将中医药与西医治疗相结合，以更好地服务于广大儿童。

## 三、实践应用中体现出的不足

虽然中医药在儿童中医药预防保健管理中具有诸多优势，但也存在一些不足之处。

1. **缺乏有效的循证依据** 中医药的理论和实践主要基于理论、经验和传承，诸多科研项目以病例对照研究、队列研究为主，或者是描述性研究。机制性研究、实验室研究较少，尤其是省市一级科研项目。这使得一些家长和教育工作者对中医药的信任度不高，认为其缺乏科学依据。

2. **药物副作用不明确** 与西医药物相比，中医药的副作用和不良反应相对不明确。这使得在儿童中医药预防保健管理中，需要更加谨慎地评估和使用中药，以确保儿童的安全。

3. **缺乏标准化和规范化** 中医药的诊疗和治疗方法相对多样，缺乏统一的标准和规范。这使得在儿童中医药预防保健管理中，需要更加注重个体差异，制订个性化的治疗方案。

4. **人才短缺** 中医药人才相对短缺，尤其是在基层医疗机构中。这使得在儿童中医药预防保健管理中，需要加强中医药人才的培养和引进，提高中医药服务的可及性。

5. 宣传不足　中医药在儿童中医药预防保健管理中的优势和作用尚未得到充分宣传，导致一些家长和教育工作者对中医药的认识不足。这需要加强中医药的宣传和教育，提高公众对中医药的认知度和信任度。

总之，中医药在儿童中医药预防保健管理中虽然具有优势，但也存在不足之处。未来需要在实践中不断探索和改进，加强中医药的宣传和教育，提高中医药服务的可及性和质量，更好地服务于广大儿童。

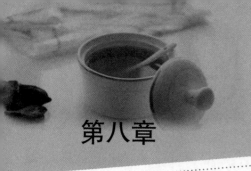

# 第八章

# 儿童脊柱疾病预防保健管理策略

## 第一节　儿童脊柱常见问题

### 一、我国儿童脊柱问题现状

我国儿童脊柱问题的现状呈现出令人担忧的趋势。近年来，随着生活方式和学习习惯的改变，儿童脊柱问题的发生率呈明显上升趋势。据中国儿童发展中心调查统计，全国脊柱不健康的儿童已高达68%以上，其中包括驼背、脊柱侧弯、双肩不平等问题。脊柱问题已成为继肥胖、近视之后，危害我国儿童健康的第三大"杀手"。

在这些问题中，脊柱侧弯尤为引人关注。国家卫生健康委员会的数据显示，中小学生脊柱弯曲异常检出率为2.8%，且初中、高中阶段增长更快。此外，筛查结果还显示，可疑阳性和确诊脊柱侧弯比例达9.2%，且女生的发病率是男生的2.5倍。月经初潮前后的女孩一旦患病，病情进展速度可能是男孩的10倍。脊柱侧弯不仅影响儿童的体态，还可能带来疼痛，影响生长发育和心肺功能，甚至造成下肢神经功能障碍，影响行走，对身心健康造成不良影响，严重者需要进行手术治疗。

除了脊柱侧弯，驼背和双肩不平等问题也普遍存在。这些问题不仅影响儿童的外观形象，还可能影响他们的自信心和心理健康。此外，长期的脊柱问题还可能对儿童的内脏器官造成压迫，影响其功能。

造成这些脊柱问题的原因多种多样，包括不良姿势习惯，缺乏体育活动和体力劳动，学习压力大等。因此，预防和治疗儿童脊柱问题需要全社会的共同努力。家长、学校和社会应该加强对儿童脊柱健康的关注和教育，提高儿童对脊柱问题的认识和自我保护能力。同时，政府和相关部门也应该加强监管和投入，为儿童提供更多的体育活动和体力劳动机会，减轻学习压力，从而降低脊柱问题的发生率。

## 二、儿童脊柱常见问题

主要包括生理性体态问题和病理性脊柱畸形问题。

1. **生理性体态问题**　主要是由于儿童长期保持不正确的坐姿、站姿等导致的，包括驼背、塌肩、局部脊柱异常等。对于这类问题，可以通过调节姿态、坚持体育锻炼等方法进行矫正。

2. **病理性脊柱畸形问题**　包括先天性脊柱畸形、特发性脊柱侧弯等。其中，特发性脊柱侧弯是儿童最常见的脊柱畸形之一，其发病率在我国青少年中高达15%以上。这种疾病的病因目前尚不明确，但可能与遗传、环境等因素有关。除了特发性脊柱侧弯，还有先天性脊柱裂、脊柱骨骺发育不全等问题也可能在儿童期出现。

除了以上两种主要问题，儿童脊柱还可能因为缺钙、脊柱外伤等原因出现问题。例如，缺钙可能导致骨质疏松，而脊柱外伤可能导致脊柱骨折等。

在日常生活中，家长应该注意观察儿童的背部形态，检查是否有明显的肌肉不对称、肩膀高低不平等现象。同时，可以定期在学校或儿童预防保健机构进行脊柱筛查，以便早期发现并解决问题。对于已经确诊的脊柱问题，医师会根据病情的严重程度制订相应的治疗方案，包括观察、佩戴支具、手术矫正等。

　　笔者所在医院骨关节与创伤外科修晓光主任在近几年接诊过程中发现有脊柱问题的儿童逐年增加，并且越来越严重。修主任已连续拍摄110集针对儿童脊柱问题小患者的接诊、治疗、科普等视频，也希望引起家长、学校及全社会的关注和重视。据修主任介绍，儿童因低头学习时间长，缺乏运动，打游戏等原因发生交感型颈椎病的数量激增。他近期接诊了一名江西的学生和一名浙江的学生，颈椎病非常严重，儿童无法学习，更无法考试，正要备战高考的关键时间儿童和家长都严重焦虑，通过小针刀治疗、运动康复、针药并用的办法极大程度地缓解了症状。修主任介绍颈椎病除了针刀、理疗、手法按摩、康复运动以外更主要的是要注重平时的锻炼和保健，并且持续坚持锻炼才能保持治疗效果。交感型颈椎病的症状包括疼痛、头晕、耳鸣、心慌、心率过快，但检查心电图、心脏彩超后没发现问题，综合患者症状及临床触诊可诊断交感型颈椎病。脊神经、颈神经、颈内外动脉、椎动脉有交感神经丛分布，因此会产生眼睛干涩、耳闷、耳鸣、牙齿疼痛、半边舌头麻木等，偶尔也会有交感神经抑制症状。针刀治疗可以解决这类颈椎病问题。虽然针刀长度很长，但患者不需要担心会扎到内脏。专业医生对解剖位置非常熟悉，医生在选择针刀长短及进针点的时候会与解剖结构相对应。例如在选择颈椎的时候会选择棘突旁一横指的位置在关节突周围做针刺，在腰椎的位置进针时会选择棘突旁两横指关节突进行针刺；往往第一针垂直下针，碰到骨头，可以确定进针深度，然后再调整其他方向针刺的时候就有了参考深度，所以针刀治疗是很安全的。针刀治疗交感型颈椎病的疗效好，往往很多患者来就诊前已周转了十几家医院，做了很多检查，也吃了很多中药、西药均无效，但进行针刀治疗后效果明显，交感神经症状会逐渐得到缓解。

　　儿童脊柱问题是需要引起家长和医师重视的健康问题。通过早期发现、及时治疗，可以有效地改善儿童的脊柱健康状况，避免或减少并发症的发生。

## 三、引起儿童脊柱常见问题的原因

### （一）引起儿童脊柱生理性体态问题的原因

主要包括不良姿势习惯、遗传因素、肌肉和骨骼发育不平衡、外部因素及病理性因素。

1. **不良姿势习惯**　是一个常见的原因，如长时间低头玩手机、坐姿不正确等，这些不良习惯会给脊柱施加过大的压力和扭曲力，导致脊柱变形。

2. **遗传因素**　可能导致一些脊柱变形，如先天性脊柱侧凸等。

3. **肌肉和骨骼发育不平衡**　也是一个重要原因，如某些肌肉群过于紧张或不足以支撑脊柱正常的对称生长。

4. **外部因素**　如受伤、营养不良、缺乏锻炼、书包过重等也可能对脊柱造成影响，导致变形。

5. **病理性因素**　如骨关节炎、骨质疏松症等，也可能会引起脊柱的变形。

因此，为了预防和纠正脊柱变形，家长应注意培养儿童良好的坐姿和站姿习惯，提供适当的支撑和保护，鼓励进行适当的运动和体育锻炼，定期进行体检，并在有需要时寻求医师的帮助和建议。

### （二）引起儿童病理性脊柱问题的原因

可以是多种多样的，以下是一些常见的原因。

1. **先天性疾病**　某些脊柱问题可能是由先天性疾病引起的。例如，先天性脊柱裂是一种常见的先天性疾病，是由于脊柱在发育过程中未能完全闭合而导致的。

2. **遗传因素**　在脊柱问题的发生中也起着重要的作用。一些脊柱畸形，如特发性脊柱侧弯，可能与家族遗传有关。

3. 神经肌肉疾病　如脊髓灰质炎（小儿麻痹症）和肌肉营养不良症，可以影响脊柱的正常发育和结构，导致脊柱畸形。

4. 脊柱感染　如脊椎结核，可以破坏脊柱的稳定性，导致脊柱畸形或侧弯。

5. 肿瘤　脊柱肿瘤，无论是原发性还是转移性，都可能破坏脊柱结构，导致脊柱问题。

6. 代谢性疾病　如佝偻病，可以影响骨骼的正常发育，导致脊柱问题。

7. 创伤　脊柱受到创伤，如骨折或脱位，可能导致脊柱结构改变，进而引发脊柱问题。

总的来说，儿童病理性脊柱问题的原因多种多样，可能涉及遗传、疾病、创伤等多个方面。因此，对于儿童脊柱问题的诊断和治疗，需要综合考虑多种因素，应由专业医师进行详细地检查和评估。

## 四、儿童脊柱问题的治疗方法

治疗方法根据具体的病情和脊柱问题的类型而有所不同。以下是一些常见的治疗方法。

### （一）观察和随访

对于一些轻微的脊柱问题，只需要观察和随访，定期进行X线或MRI等影像学检查，以监测病情的变化。

### （二）物理治疗

物理治疗包括脊柱按摩、牵引、理疗等，可以帮助缓解疼痛，改善姿势，增强肌肉力量，从而提高脊柱的稳定性。目前医院常用的理疗仪器有磁振波，低频、中频、高频理疗仪，充气加压泵，电刺激仪等。

### （三）矫形器治疗

对于一些需要逐渐矫正的脊柱问题，如脊柱侧弯，可以使用矫形器进行治疗。矫形器是一种特殊设计的外部支撑装置，可以通过适当的压力和姿势控制，逐渐纠正脊柱的弯曲。

### （四）药物治疗

在医师的指导下，可以使用一些药物来帮助缓解疼痛和减轻炎症。一般成药有口服镇痛药，外用的扶他林、伤湿止痛膏、活血止痛膏等，中医有成药类活血化瘀、消肿止痛药，还可以口服中药汤剂。笔者认为口服中药汤剂效果也很明显，因为中药汤剂是一人一方针对性强，强调整体施治，既可治疗局部又可全身调养，并且现在中药剂型也越来越多，有汤剂、浓煎剂、膏方等，其中浓煎剂比较受欢迎，它介于汤剂和膏方之间，比汤剂浓但比膏方稀，其携带方便、服用口感好，更重要的是效果更佳。

### （五）手术治疗

对于一些严重的、进行性的脊柱问题，如脊柱侧弯、脊柱裂等，可能需要进行手术治疗。手术治疗的目的是纠正脊柱的弯曲、恢复脊柱的稳定性，从而改善患儿的症状和生活质量。

需要注意的是，儿童脊柱问题的治疗需要综合考虑患儿的年龄、病情、身体状况等因素，制订个性化的治疗方案。同时，治疗过程中应注意患儿的情绪和心理状态，给予足够的关爱和支持。

## 五、儿童脊柱问题中西医结合保健方法

儿童脊柱问题的中西医结合保健可以从以下几个方面进行。

### （一）调整生活习惯

保持正确的坐姿、站姿和行走姿势，避免长时间低头、弯腰等不良姿势。同时，要减轻负重，避免单侧负重，如背单肩包等。尽量不看电子产品，如果看，每次控制在20分钟以内，杜绝玩手机、打电游。

### （二）锻炼身体

适当的体育锻炼可以增强肌肉力量，提高脊柱的稳定性。可以选择一些针对脊柱的锻炼方法，如瑜伽、太极等，这些运动可以帮助调整呼吸，放松肌肉，改善姿势。还可以选择游泳、慢跑等。极力推荐中医保健操：五禽戏、八段锦、太极拳、长拳、五步拳等。但一定要坚持不懈才有效果，避免三分钟热度，三天打鱼两天晒网。

### （三）中医推拿和针灸

中医推拿可以通过手法调整脊柱的错位和紊乱，缓解肌肉紧张和疼痛。针灸则可以通过刺激穴位，调整身体的气血运行，促进脊柱的健康。根据目前政策，大家可以选择离家距离近的社区医院，部分地区社区医院既可以享受门诊统筹政策，又可以避免抢占三甲医院医疗资源。

### （四）中医辨证饮食调理

本部分重点讲不同分型饮食指导及药膳饮食指导，其他疾病或者健康管理均适用。以颈椎病为例，关于不同证型颈椎病给予不同的饮食指导在本部分进行详细讲解。中医认为脊柱问题与肾虚有关，因此可以适当食用一些具有补肾作用的食物，如核桃、黑芝麻、枸杞等。同时，要保持饮食均衡，避免肥胖或营养不良。

颈椎病在中医属"项痹""痹证"等范畴，多因感受风、寒、湿等邪气，邪气闭阻经络，使气血运行不畅，导致肢体筋骨、关节、肌肉等部分疼痛、酸楚、重着、麻木，甚至出现肌肉萎缩、无力。现在颈椎病是一种常见病、职业病，临床上中医辨证分型以寒凝证居首。其还可分为风寒湿型（颈型）、气滞血瘀型（神经根型）、痰湿阻络型（脊髓型）、肝肾不足型（椎动脉型）、气血亏虚型（交感神经型）等。

1. 风寒湿型（颈型）颈椎病　在饮食方面可以选择一些具有祛风除湿、温经散寒作用的食物。以下是一些具体的饮食指导：

（1）温热性食物：适当食用一些温热性食物，如姜、葱、蒜、辣椒、羊肉、狗肉等，可以温通经络，散寒止痛。

（2）祛风除湿食物：如葛根、薏米、赤小豆、绿豆、冬瓜、丝瓜等，这些食物有助于祛除体内的湿气和寒气，缓解颈椎疼痛。

（3）补益肝肾食物：颈椎病与肝肾不足也有一定关系，因此可以适量食用一些补益肝肾的食物，如枸杞、黑芝麻、核桃、黑豆等。

（4）避免食用过于生冷、油腻、刺激的食物：这些食物可能会加重颈椎的疼痛和僵硬感。

（5）适量饮水：保持充足的水分摄入，有助于促进体内湿气的排出。

（6）对于风寒湿型（颈型）颈椎病患者，药膳调理主要以祛风散寒、除湿通络为主。以下是一些适合这种类型颈椎病患者的药膳指导：

葛根粥：葛根具有祛风除湿、舒筋通络的作用，适用于风寒湿型颈椎病患者。

葛根五加粥：葛根、薏米、粳米各50克，刺五加15克。祛风除湿止痛，适用于风寒湿型颈椎病。

防风薏米粥：防风具有祛风除湿、散寒止痛的作用，薏米则有利水渗湿、健脾止泻的功效，适用于风寒湿型颈椎病患者。

桂枝红枣粥：桂枝具有温经散寒、通络止痛的作用，红枣则能补中益气、养血安神，适用于风寒湿型颈椎病患者。

川乌粥：川乌具有祛风除湿、温经止痛的作用，适用于风寒湿型颈椎病患者。但应注意，川乌有一定的毒性，使用时要严格控制剂量，并遵循医嘱。

2. **气滞血瘀型（神经根型）颈椎病** 饮食调整可以作为一种辅助治疗的手段来帮助缓解症状。以下是一些具体的饮食建议：

（1）活血化瘀食物：选择具有活血化瘀作用的食物，如山楂、红枣、桂圆、红糖、生姜等。这些食物有助于促进血液循环，缓解颈椎的疼痛和僵硬感。

（2）温补食物：适量食用一些温补食物，如羊肉、鸡肉、鸽肉、韭菜、香菜等。这些食物可以温通经络、散寒止痛，有助于缓解颈椎的疼痛和不适感。

（3）富含维生素和矿物质的食物：多食用富含维生素和矿物质的食物，如新鲜蔬菜、水果、全谷类食物、坚果等。这些食物有助于提供身体所需的营养物质，增强免疫力，促进颈椎的健康。

（4）避免食用过于寒凉的食物：如冷饮、冰淇淋等，这些食物可能会加重颈椎的疼痛和僵硬感。

（5）适量摄入优质蛋白质：如鱼、瘦肉、豆类等，有助于维持肌肉和骨骼的健康。

（6）气滞血瘀型（神经根型）颈椎病是一种常见的颈椎病类型，主要表现为颈肩部疼痛、僵硬、上肢麻木等症状。针对这种类型的颈椎病，药膳调理可以起到一定的缓解作用。以下是一些适合气滞血瘀型颈椎病患者的药膳指导：

丹参田鸡汤：田鸡250克，丹参30克，红枣4个。此药膳具有活血化瘀、通络止痛的作用，适用于气滞血瘀型颈椎病患者。

山楂红糖汤：山楂30克，红糖适量。此药膳具有活血化瘀、温经止痛的作用，适用于气滞血瘀型颈椎病患者。

当归生姜羊肉汤：羊肉250克，当归15克，生姜3片。此药膳具有温经散寒、活血化瘀的作用，适用于气滞血瘀型颈椎病患者。

3. 痰湿阻络型（脊髓型）颈椎病　饮食调整同样可以作为一个重要的辅助治疗手段。以下是一些建议的饮食指导：

（1）化痰除湿食物：选择具有化痰除湿作用的食物，如薏米、赤小豆、山药、梨等。这些食物有助于排除体内的痰湿，缓解颈椎的疼痛和僵硬感。

（2）清淡易消化食物：适量食用清淡易消化的食物，如蔬菜、水果、瘦肉等。避免过于油腻、辛辣、刺激的食物，以免加重痰湿的症状。

（3）富含蛋白质和维生素的食物：多食用富含蛋白质和维生素的食物，如鱼、鸡肉、豆类、全谷类食物等。这些食物有助于提供身体所需的营养物质，增强免疫力，促进颈椎的健康。

（4）避免食用过于寒凉的食物：如冷饮、寒凉水果等，这些食物可能会加重颈椎的疼痛和僵硬感。

（5）适量摄入温热食物：如姜、葱、蒜等，这些食物有助于温通经络、散寒止痛。

（6）保持饮食均衡：适量摄入各类食物，避免偏食或暴饮暴食，确保身体获得全面的营养。

（7）对于痰湿阻络型的脊髓型颈椎病患者，以下是一些建议的药膳指导：

薏米赤小豆汤：薏米、赤小豆各50克，山药15克，梨（去皮）200克。可化痰除湿，适用于痰湿阻络型颈椎病。

木瓜陈皮粥：木瓜、陈皮、丝瓜络、川贝母各10克，粳米50克。化痰除湿通络，适用于痰湿阻络型颈椎病。

4. 肝肾不足型（椎动脉型）颈椎病　饮食调整在辨证施治中扮演着重要的角色。以下是一些建议的饮食指导：

（1）补益肝肾食物：选择具有补益肝肾作用的食物，如黑芝麻、黑豆、黑米、黑木耳、桑葚、枸杞、核桃等。这些食物有助于滋养肝肾，增强肝肾功能，从而缓解颈椎病的症状。

（2）富含优质蛋白的食物：适量摄入富含优质蛋白的食物，如瘦肉、鸡肉、鱼肉、豆类等。蛋白质是身体组织的基本构成成分，对颈椎的健康和修复有重要作用。

（3）富含维生素和矿物质的食物：多食用富含维生素和矿物质的食

物，如新鲜蔬菜、水果、全谷类食物等。这些营养物质有助于提供身体所需的能量和养分，促进颈椎的健康。

（4）避免食用过于油腻、辛辣、刺激的食物：这些食物可能会加重颈椎的疼痛和不适感，不利于病情的控制和恢复。

（5）适量摄入温补食物：如姜、葱、蒜、红枣等，有助于温通经络，缓解颈椎的疼痛和僵硬感。但也要避免过量摄入，以免助热生火。

（6）对于肝肾不足型的椎动脉型颈椎病患者，以下是一些建议的药膳指导：

壮骨汤：猪骨（最好是猪尾骨）200～300克，杜仲、枸杞子各12克，桂圆肉15克，牛膝10克，淮山药30克。

葛根煲猪脊骨：益气养阴，舒筋活络。葛根30克，猪脊骨500克。

天麻炖鱼头：补益肝肾，祛风通络。天麻10克，鲜鳙鱼头1个，生姜3片。

5. **气血亏虚型（交感神经型）颈椎病** 饮食调整在辨证施治中同样扮演着重要的角色。以下是一些建议的饮食指导：

（1）益气补血食物：选择具有益气补血作用的食物，如大枣、龙眼、枸杞、黄芪、当归等。这些食物有助于提升气血水平，缓解颈椎病引起的头晕、乏力等症状。

（2）富含蛋白质和铁质的食物：适量摄入富含蛋白质和铁质的食物，如瘦肉、动物肝脏、豆类、绿叶蔬菜等。蛋白质和铁质是构成血液的重要成分，对于改善贫血、提高免疫力有重要作用。

（3）富含维生素和矿物质的食物：多食用富含维生素和矿物质的食物，如新鲜水果、全谷类食物、坚果等。这些营养物质有助于提供身体所需的能量和养分，促进颈椎的健康。

（4）避免食用过于生冷、寒凉的食物：这些食物可能会损伤脾胃功能，影响气血的生成和运输。

（5）适量摄入温补食物：如姜、葱、蒜、羊肉等，有助于温补脾胃，促进气血的生成。

（6）保持饮食均衡：适量摄入各类食物，避免偏食或暴饮暴食，确保身体获得全面的营养。

（7）对于气血亏虚型的患者，还可以尝试一些具有食疗作用的药膳，如红枣枸杞炖鸡、当归生姜羊肉汤等。

黄芪桂圆肉粥：黄芪20克，桂圆肉20克，粳米50克，白糖适量。

莲党杞子粥：莲子50克，生党参50克，粳米50克，枸杞子15克，冰糖适量。

人参大枣粥：人参3克，粳米50克，大枣肉15克，白糖适量。以辅助改善气血状况。

**（五）定期检查**

定期进行脊柱检查，及早发现和治疗脊柱问题。如果发现脊柱侧弯等问题，可以在中医和西医的结合下进行治疗，如采用中医推拿、针灸等方法辅助治疗。

需要注意的是，中西医结合保健方法需要在专业医师的指导下进行，避免盲目自行治疗。同时，对于严重的脊柱问题，需要及时就医，采取适当的治疗方法。

# 第二节　儿童脊柱问题医防融合管理流程

儿童脊柱问题的医防融合管理流程主要包括以下六个步骤。

## 一、健康教育与宣传引导

这是预防儿童脊柱问题的第一步。通过广泛地宣传和教育，提高家长、教师和儿童对脊柱健康的认识，使他们了解脊柱问题的危害和预防措施。

## 二、标准的修订与普及

制定和完善儿童脊柱健康的相关标准，包括正确的坐姿、站姿、运动方式等，并通过各种渠道进行普及，使更多人了解并遵守这些标准。

## 三、家校联动与综合防控

家长和学校应密切合作，共同关注儿童的脊柱健康。家长要积极参与学校开展的脊柱健康监测活动，了解儿童的脊柱状况，并及时反馈给学校。学校则应提供适合儿童脊柱发展的学习环境和运动设施，并定期开展脊柱健康检查。

## 四、重点人群关爱与个性化管理

对于存在脊柱问题的儿童，应给予更多的关爱和关注。医师、家长和学校应共同制订个性化的管理方案，包括定期的检查、合适的治疗和康复措施等，以延缓疾病发展趋势，降低疾病发展危害。

## 五、医防结合与资源整合

医疗机构和学校应建立有效的合作机制，实现资源共享和优势互补。医疗机构可以为学校提供技术支持和专业指导，学校则可以为医疗机构提供丰富的实践资源和数据支持。

### 六、课程强化与实践活动

在学校体育与健康课程中，应增加关于脊柱健康的内容，强化学生的脊柱保护意识。同时，通过实践活动，如队列练习、体操等，帮助学生养成正确的坐姿、站姿和运动习惯。

通过以上6个步骤的医防融合管理流程，我们可以更好地预防和管理儿童的脊柱问题，促进他们的健康成长。这需要全社会多位一体的共同关注和努力，形成全社会共同参与的儿童脊柱问题防控体系。

# 第三节　开展儿童脊柱问题健康科普指导的措施

### 一、明确科普目标

应先明确科普的目标群体和内容。针对家长、教师和儿童等不同群体，制订不同的科普内容，让他们了解脊柱问题的危害、预防方法和应对措施。

### 二、制订科普计划

制订详细的科普计划，包括科普时间、地点、形式和内容等。可以通过讲座、演示、互动游戏等形式，让儿童更加直观地了解脊柱问题。同时，也可以向家长和教师提供宣传资料，让他们更好地了解脊柱问题，并指导儿童进行预防。

### 三、组织专业团队

组织专业的医疗团队或专家进行科普讲解，提高科普的权威性和可信度。同时，也可以邀请有经验的康复师或体育教练，现场演示正确的坐姿、站姿和运动方式，让儿童们更加深入地了解如何保护脊柱。定期走入校园、走入社区、开展义诊活动等。

### 四、利用媒体资源

利用媒体资源，如电视、广播、报纸、网络等，进行广泛宣传和教育。可以制作相关的科普视频、动画、图文等，更加生动有趣地让儿童了解脊柱问题。同时，也可以通过社交媒体等渠道，让更多的人了解脊柱问题的科普知识。开展各级别科普宣传小视频、小电影、慕课等评比活动，激发全民关注儿童脊柱健康问题。

### 五、建立长期机制

建立长期的科普机制，将脊柱问题的科普知识纳入学校健康教育课程，定期开展科普活动，让儿童不断地加深对脊柱问题的认识和理解。同时，也可以建立相关的科普网站或平台，提供脊柱问题的科普知识和咨询服务，方便家长和儿童随时查询和学习。

总之，开展儿童脊柱问题健康科普指导需要全社会的共同参与和努力。通过明确科普目标，制订科普计划，组织专业团队，利用媒体资源和建立长期机制等措施，我们可以更好地普及脊柱问题的科普知识，提高儿童脊柱健康水平。

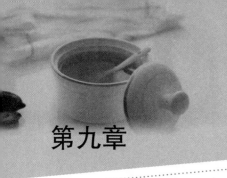

# 第九章

# 儿童科学用药预防保健管理策略

儿童的健康是每个家庭都极为关注的重点。在当今快节奏的生活中，儿童面临着各种健康问题，如免疫力下降、消化不良及睡眠障碍等。在这种背景下，中成药作为一种传统的预防保健方式，展现出了它在儿童预防保健方面的重要作用。科学用药作为一种有效的预防保健管理策略，越来越受到医师和家长的关注。本章旨在为儿科医师及家长提供关于儿童科学用药的全面指导，帮助他们更好地进行儿童预防保健管理。

## 第一节　儿童的生理特点

儿童的生理和免疫系统的发育特点对于了解儿童科学用药至关重要。儿童的器官和系统尚处于发育阶段，相较于成年人，其生理功能发育不完善，消化系统、肾和肝的代谢能力相对较低。由于儿童具有独特的生理解剖结构特点，其体内药物动力学、药效学及对药物的反应性和耐受性与成年人存在差异，因此带来了更多的风险和安全隐患。

儿童的免疫系统在生长发育过程中也有其特点。儿童的免疫功能相对较弱，尚未完全发育成熟，对药物的反应也不同于成年人。因此，在使用中成药时，我们需要根据儿童的年龄、免疫状态和疾病类型等因素，选择合适的中成药，并且儿童的体重相对较小，药物的剂量应相应减少，以避免过高的血药浓度引起毒副作用。如何确保药物的剂量和疗程符合儿童特点，以增强预防保健效果，避免不必要的风险，是非常重要的问题。

　　儿童是一个处于不断生长发育中的机体。儿童对于疾病造成的损伤具有较强的恢复能力，但自身防护能力相对较弱。与成年人相比，儿童个体间及不同年龄段都存在明显差异，因此不能用单一标准来衡量儿童的生理状态。

　　此外，儿童时期是心理和行为形成的基础阶段，非常容易受到外界环境各种不良因素的影响，从而导致疾病的发生和性格行为的异常。因此，我们应特别重视相关的预防保健工作。在使用中成药时，我们必须充分考虑儿童特有的生理特征，以确保药物的安全性和有效性。如何给患儿提供合理的用药方案，最大程度地保证患儿的健康和安全，需要引起我们的高度关注。

# 第二节　儿童常见疾病及中成药应用

## 一、儿童感冒与咳嗽

　　感冒是儿童最为常见的疾病之一，严重影响了他们的生活和学习。感冒分为多种类型，如普通感冒、流行性感冒等。普通感冒常见症状包括鼻塞、咳嗽、喉咙痛、咳痰等，而流行性感冒则可能伴有高热、头痛、乏力等明显症状。儿童患感冒后容易出现呼吸道症状，导致呼吸困难、食欲不振等问题。

　　咳嗽也是非常常见的问题，其类型包括干咳、湿咳等。干咳的症状是咳嗽时没有痰，感觉喉咙比较干、痒，咽喉炎、支气管炎或病毒性感冒都会出现干咳的症状。湿咳的症状是咳嗽时有大量痰液，可能同时伴有流涕、发热，急性支气管炎、慢性肺病的发作期都会出现湿咳的症状。咳嗽不仅严重影响儿童的睡眠质量，还会引起胸部不适和疲劳感。

在预防感冒和咳嗽方面，中成药发挥了一定的作用。一些中成药具有清热解毒、祛风散寒等功效，能有效缓解感冒和咳嗽症状，并促进疾病的康复。但在使用中成药时，需要根据儿童年龄、体质及具体病情来选择合适的药物，并按照医师的建议正确服用。

除了药物预防外，饮食调理和良好的生活习惯也对儿童感冒和咳嗽的康复起到重要作用。多吃新鲜蔬菜水果，加强营养补充，保持室内空气清新，适当休息和锻炼，都有助于提高儿童的免疫力，减轻疾病的发生和对生活学习的影响。

## 二、儿童消化系统问题

儿童腹泻、胃痛等消化系统问题是影响他们营养吸收和生活质量的常见疾病。腹泻表现为大便次数增多、质地稀薄，可能伴有腹痛、腹胀等症状，严重时甚至引发脱水。胃痛则表现为腹部不适、疼痛等症状，影响儿童的饮食和进食欲望。

中成药在预防儿童消化系统问题方面发挥着重要的作用。常见的预防保健方法包括平和胃气、理气止痛、调节肠胃功能等。一些中成药可以有效改善胃肠道的消化功能，减轻腹泻、胃痛等症状，并促进肠道康复。但需要注意，对于儿童来说，药物的选择需要根据年龄、病因、严重程度及个体差异等因素进行判断。

除了药物预防，儿童消化系统问题的预防和康复还需要综合考虑饮食、生活习惯等方面的调节。保持合理的饮食结构、注意饮食卫生、避免过度饮食和油腻食物，有助于减少消化系统问题的发生。保持良好的生活作息、适度运动，都有助于儿童维持良好的肠胃功能。

### 三、儿童过敏问题

儿童过敏是儿童健康中的常见问题和难题之一。我们需要先了解儿童过敏的原因。儿童的免疫系统尚未完全发育，对外界的刺激更为敏感，容易引发过敏反应。饮食、环境、遗传等方面的因素都可能使儿童易过敏。

中成药在儿童过敏问题的预防和保健中有着独特的作用。首先，中成药具有中医药的特点，在调理人体平衡的同时可增强儿童的免疫力。例如，黄芪、党参等中药可以调节人体气血，增强体质，使儿童抵抗过敏的能力增强。其次，中成药可以改善儿童的消化系统功能，促进营养吸收。中成药中的某些成分如山楂、陈皮等，具有健脾开胃的作用，能够改善儿童的食欲和消化功能，从而提高身体的抵抗力。此外，中成药还可以调理儿童的肠道菌群，增强肠道免疫功能，减少过敏原的刺激。

在使用中成药预防儿童过敏问题时，我们需要注意以下几点。第一，选择适合儿童的中成药，尽量避免使用含有激素成分的药物，以免对儿童的身体产生负面影响。第二，需要根据儿童的具体情况和过敏原进行个体化的预防给药方案，要根据儿童的实际情况进行调整。第三，配合中成药的应用，儿童还需要注意饮食的调节和环境的改善，以提高儿童的健康水平。

### 四、儿童睡眠不良

儿童睡眠不良包括入睡困难、夜间醒来和频繁翻身等问题，严重影响了他们的生长发育和身体健康。中成药中的一些安神药物，如丹参等，可以舒缓儿童的神经系统，促进良好的睡眠。这些药物通过调节中枢神经系统和改善脑功能，可减轻儿童的焦虑和紧张情绪，帮助他们入睡并提高睡眠质量。根据中医理论，脾胃功能失调也是儿童睡眠质量不佳的常见原因之一。一些调理脾胃的中成药，如山楂、陈皮等，可以帮助儿童消化吸收，增加食欲，改善脾胃功能，从而促进睡眠。另外，儿童睡眠质量不佳常与体力消耗过度或体质虚弱有关。中成药中的一些补益药物，如人参、枸杞子等，可以增强儿童体质，增加免疫力，有助于改善睡眠质量。此外，中医认为气血失调也是影响儿童睡眠质量的重要因素。一些调理气血的中成药，如当归、白芍等，可以促进血液循环，调理经络，增加气血供应，帮助儿童获得更好的睡眠。

需要强调的是，在应用中成药时，应严格按照医师的指导进行用药，并注意合理用药和剂量控制，以避免出现不良反应。

## 五、儿童便秘

使用中成药预防儿童便秘时，必须选择适合儿童的中成药，并且要严格遵循医师的指导。常用的中成药有金银花、大黄等清热泻热的药物，也有一些中成药可以调整肠道功能，如蜜炙大黄、火麻仁等。金银花具有清热解毒、利咽消肿的作用。在儿童便秘预防中，它可以起到清热泻热、润肠通便的作用。大黄是一种强力泻下剂，能够刺激肠道蠕动，增加肠腔内压力，促进排便。但需要注意的是，大黄具有较强的刺激性，不宜长期连续使用，以免引起肠道依赖。而蜜炙大黄则是经过特殊加工的大黄，其泻下作用相对缓和，适用于儿童便秘症状较重的情况。火麻仁具有润肠通便的功效，适用于肠道干燥、粪便干结的儿童。

在使用这些中成药时，我们必须注意以下几点。第一，儿童的肠道功能发育尚不完善，对药物的代谢能力相对较低，因此要严格按照医师的建议和剂量来使用中成药，避免过量或长期使用引起不良反应。第二，儿童是特殊人群，其生理特点和体质与成年人不同，因此，在选择中成药时，一定要选择适合儿童的剂型和剂量，如颗粒剂、口服液等更适合儿童服用。第三，家长在给儿童服用中成药时，要遵循正确的用药方法，如按时服药、遵循饭前或饭后服用等，以确保药效的发挥。

需要强调的是，中成药预防儿童便秘只是其中的一种预防手段。在药物预防的同时，家长还应该引导儿童改善生活习惯，如养成定时定点排便的习惯，提供富含膳食纤维的食物，保证足够的饮水量等。此外，对于慢性便秘的儿童，如果情况严重或持续时间较长，建议及时就医，寻求医师的进一步诊断和预防建议。

### 六、其他常见儿童疾病

除了以上常见问题外，儿童还可能面临一些其他常见疾病，如脾胃失调、发育迟缓等。这些疾病不仅给儿童带来身体上的不适，还可能对他们的生活质量和发展产生长期影响。在中医药领域，中成药在预防这些常见疾病方面发挥着积极的作用。除了中成药预防，儿童常见疾病的综合预防保健还需要家长的配合。良好的生活习惯、营养均衡的饮食、适度的运动等也是促进儿童健康发展的重要方面。

## 第三节  儿童服用中成药管理策略

### 一、遵循医师的建议和指导

在使用中成药预防儿童疾病时，必须到专业医疗机构，找具有中医执业资格的医师就诊。只有经过医师的评估和指导，才能确保给予儿童合适的药物预防，最大程度地确保儿童的安全和预防效果。家长应主动向医师提供详细的病史、用药情况及儿童的日常生活习惯等信息，以帮助医师做出准确的诊断和制订预防方案。

在服用中成药时，家长要详细了解药物的适应证、用药剂量、服用方法及可能的不良反应等信息，并且要严格遵循医师开具的医嘱和用药指导。如果有任何疑问或不适，应及时向医师咨询。

此外，家长应密切关注儿童用药期间的反应和疗效，如果出现不良反应或病情没有改善应及时向医师反馈。同时，家长也应定期带儿童复诊，接受医师的跟踪观察和评估。

除了中成药的预防，家长还应积极配合儿童的生活调理和其他辅助预防保健措施，包括调整饮食结构、保持良好的生活习惯、进行适度的运动等。家长的陪伴和关心对儿童的健康也起着重要的作用。

## 二、避免盲目用药

家长在给儿童使用中成药前，应该充分了解药物的功效、副作用和适应证。不同的中成药有不同的适应证和禁忌证，使用不当可能导致不良反应或加重疾病。而且，儿童的生理特点与成年人不同，对药物的代谢和反应存在差异，每名儿童的体质和疾病情况也是不同的，因此家长不能盲目给儿童使用中成药，需要专业的医师进行评估和确诊，获得准确的用药指导。

## 三、注意药物剂量和用法

医师及家长应特别关注儿童用药的剂量和用法。因为中成药的疗效和副作用与剂量密切相关，家长在给儿童使用中成药之前，务必仔细阅读药品说明书和医师的处方说明，确保正确使用药物以达到最佳疗效。药品说明书是使用中成药的重要参考资料，包含了药物的成分、适应证、用法用量、禁忌证、不良反应等关键信息。家长应该仔细阅读说明书，了解药物的使用方法和注意事项，以及对儿童可能产生的潜在影响。

家长应严格按照医师的处方说明使用药物。只有医师了解儿童的具体情况，才能准确地判断所需药物的种类和剂量。家长不应该随意增减药物的剂量或更改用法，而是要按照医师的建议进行使用。儿童的体重和体表面积相对较小，药物的代谢和排泄能力相对较低，因此剂量控制显得尤为关键。家长在使用中成药时应根据儿童年龄、体重等因素，遵循医师的建议，确保给予适当的剂量，以避免用药过量或不足的情况发生。如果家长对药物使用有任何疑问，应当及时向医师咨询，以确保正确用药。

此外，家长还需要注意药物之间的相互作用和配伍禁忌。有些药物在同一时间内使用可能会产生不良反应或削弱药效，这就需要家长特别留意。同时，某些中成药也存在与其他西药或中药的配伍禁忌，如果同时使用可能会产生不良后果。家长在用药前要向医师详细说明儿童正在使用的其他药物，以便医师综合考虑并避免药物之间的不良相互作用。

## 四、关注药物不良反应

家长在使用中成药后应密切观察儿童的病情和不良反应，特别是对药物引起的不良反应要保持高度警惕。任何药物都有可能产生不良反应，虽然中成药通常相对安全，但仍可能出现不良反应。因此，家长在给儿童使用中成药时，应细心观察，如果发现不适或异常情况，应立即停止使用，并及时就诊，可以有效避免潜在的药物风险，并采取相应的处理措施。

家长需要了解常见的不良药物反应。不良药物反应包括但不限于皮肤过敏、胃肠道不适、头晕、恶心等症状。这些反应可能会因个体差异和药物敏感性而有所不同。因此，在用药期间，家长应随时观察儿童的身体状况，尤其是注意儿童是否出现异常表现，如食欲减退、睡眠模式改变、精神状态不佳等。一旦发现儿童出现不适或异常反应，家长应立即停止使用药物，并咨询医师的意见。

即使儿童在用药期间没有明显不适或异常反应，定期的复诊仍然是必要的。通过定期检查，医师可以及时评估儿童的病情和药物的疗效，必要时对剂量进行调整，以最大限度地减少不良反应的发生。

另外，家长在咨询医师时要详细告知儿童正在使用的药物和症状变化，这样医师可以更全面地评估儿童的病情和药物的相互影响。此外，不要随意停止或更改药物的剂量，必须在医师的指导下进行。

### 五、科学搭配饮食

儿童的饮食对身体健康和药物预防效果有非常重要的影响。在使用中成药时，家长应根据儿童的具体情况调整饮食结构，科学搭配营养，以提高免疫力和药物吸收利用率。

首先，家长需要关注儿童的饮食质量。合理搭配蛋白质、碳水化合物、脂肪、维生素、矿物质等营养物质是保证儿童身体健康的基础。多给儿童提供新鲜的水果、蔬菜、谷物和优质蛋白质食物，如鱼、禽肉、豆制品等，避免过多的油炸食品和高糖高盐等不健康食物。这样可以增强儿童的免疫功能，促进药物的吸收和利用。

其次，家长还要注意药物与食物之间的相互作用。有些药物在饭前或饭后服用会产生不同的效果。在给儿童使用中成药时，家长要仔细阅读药品说明书，了解药物的用药时间和服用方法。有些药物需要空腹服用，这意味着在饭前一段时间内或饭后一段时间内不能进食。此外，有些药物可能会与某些食物相互作用，影响药物的吸收和利用效果。在遇到这种情况时，家长应向医师咨询，避免药物与食物之间发生不良反应。

最后，根据儿童的具体情况，调整饮食结构是非常重要的。例如，有些中成药需要在餐后服用，这样能够减轻药物对胃肠道的刺激，并提高药物的吸收利用率。对于身体状况较弱的儿童，可以适当增加营养密度较高的食物，如核桃、花生、黑豆等，以补充身体所需的营养物质，提高免疫力和药物的效果。

总之，科学搭配饮食对于提高儿童的免疫力和药物吸收利用率至关重要。家长应注重儿童的饮食质量，合理搭配营养，多给予新鲜、健康的食物。同时，根据药物的用药时间和服用方法，合理调整儿童的饮食结构。在使用药物期间，及时向医师咨询，避免药物与食物之间的相互作用。通过科学搭配饮食，我们可以为儿童提供更好的预防效果，促进他们的身体健康。

## 六、普及中医药知识

中医药是祖国传统医学的重要组成部分，对于儿童的预防保健具有积极的促进作用。因此，医师及家长要通过各种途径学习中医药知识，了解儿童常见疾病的防治方法，从而提高健康素养和合理用药意识。

例如，家长可以通过参加中医药知识普及活动来学习。很多社区、医院或学校都会定期举办中医药讲座、培训班及健康咨询活动，家长可以积极参加这些活动，并与专业的中医师、中药师进行交流和学习。此外，互联网时代为我们提供了丰富的信息资源，家长也可以通过在线健康平台、中医药网站、微信公众号等渠道获取中医药知识，了解儿童常见疾病的防治方法。

另外，家长应该注重日常养生和调理，将中医药的理念融入儿童的生活中。比如，根据中医药的五行理论，合理安排儿童的饮食结构、作息时间，并且根据季节和个人体质来选择适宜的食材和草药调理，以增强儿童的体质和免疫力。此外，家长还可以学习简单的按摩、穴位按压等中医药自我保健方法，以帮助儿童舒缓疲劳和缓解一些常见不适。

### 七、中成药的储存

中成药的储存环境是确保其质量和疗效的关键因素之一，因此一定要严格按照要求进行中成药的储存，同时确保远离儿童的触及范围。

首先，中成药应储存在干燥、通风、阴凉的地方，远离阳光直射和高温环境，以防止药材的变质和有效成分的流失。其次，应避免存放在潮湿或有异味的地方，以免受潮发霉或受到外界异物的污染。再者，中成药的储存容器应选择密封性好、不透光的材料，避免与空气、光线和湿气接触，从而保持药物的稳定性和纯度。最后，对于已经开封的中成药，应按照药品说明书的要求进行储存，并注意药品的有效期。

总之，中成药的储存要求包括干燥、通风、阴凉的环境，远离阳光和高温，避免潮湿和异味，使用密封性好的容器储存，并注意已开封药品的有效期。只有确保了中成药的储存符合要求，才能保证其质量和疗效的稳定性，为儿童提供更安全有效的预防。

# 第四节　儿童使用中成药存在的误区和注意事项

### 一、误区

中成药在中医药领域有着广泛应用，然而，对于儿童预防保健，仍有家长存在一些误区。

**误区一：认为中成药是天然的，没有副作用。**

中成药由多种中草药组成，因此很多人认为它们是天然的，没有副作用。然而，中成药中的每种草药都具有自己的功效和特性，不当使用或长期使用可能会导致副作用。特别是对于儿童来说，他们的身体较为脆弱，容易出现不良反应。因此，在使用中成药之前，必须了解药物的成分、剂量及可能的不良反应，并严格按照医师的指导使用。

**误区二：认为中成药可以替代西药预防。**

一些家长误认为中成药可以完全替代西药预防，或者认为中成药更安全。实际上，中成药和西药有不同的预防原理和适应证。中成药主要通过调理全身状态来达到预防目的，而西药则更注重针对特定病因进行预防。在某些情况下，西药可能更为有效和必要。因此，选择预防方法应根据具体病情进行判断，并在医师的指导下综合考虑中成药和西药的使用。

**误区三：认为剂量越大疗效越好。**

一些家长错误地认为增加中成药的剂量可以提高疗效，从而过量使用药物。事实上，中成药的剂量是经过严格计算和调整的，过量使用可能会造成不必要的药物浪费，同时也增加了不良反应的风险。因此，在使用中成药时，应严格按照医师的指导使用适当的剂量，切勿自行增减药物剂量。

**误区四：认为儿童可以共用成年人的中成药。**

有些家长认为，成年人使用的中成药也适用于儿童，因此将成年人的药物直接给予儿童使用。然而，儿童的生理特点和成年人存在很大差别，他们的身体器官还未完全发育成熟，代谢功能较弱。儿童对药物的敏感性和耐受性可能与成年人不同，因此不能将成年人的用药方法简单地套用于儿童。必须根据儿童的年龄、体重等因素进行合理调整，选择适合儿童的中成药。

**误区五：认为中成药可以长期服用而无须调整。**

一些家长认为中成药是安全的，可以长期使用而无须调整剂量或中断预防。然而，儿童的生长发育过程中，病情和体质都会发生变化，因此中成药的使用也需要相应地进行调整。一方面，需要根据病情的变化来调整剂量和疗程；另一方面，需要进行定期的复查评估，以确保药物的安全性和有效性。

**误区六：认为儿童可以根据成年人剂量自行调整中成药的用量。**

在给儿童使用中成药时，根据成年人剂量自行调整用量是非常严重的误区。儿童的体重和身体发育状况与成年人存在差异，因此对药物的需求量也不同。儿童的代谢功能尚未完全发育，药物的吸收、分布、代谢和排泄过程可能有所不同。

正确给出儿童中成药的剂量，需要综合考虑儿童的年龄、体重、疾病严重程度及药物的特性等因素。如果自行调整用量，可能导致用药过度或不足，从而产生不良反应或效果不佳。

为了确保儿童使用中成药的安全性和有效性，家长应该咨询医师或药师，准确了解适合儿童使用的剂量，遵医嘱进行用药。同时，定期与医师沟通并进行评估，根据儿童的生长发育状况和疾病变化，必要时调整剂量。

总之，家长在使用中成药进行儿童预防保健时应谨慎对待，避免存在的误区。要了解中成药的安全性和适用性，科学用药，合理选择和使用中成药，并与医师保持沟通，以确保儿童的健康和安全。

## 二、注意事项

儿童的生理机能和药物代谢能力与成年人不同，对药物的吸收、分布、代谢和排泄都存在一定差异。因此，在给儿童使用中成药时，我们需要特别注意以下事项，以确保用药的安全性和有效性。

### （一）正确的剂量控制

儿童用药剂量的确定需要考虑儿童的年龄、体重、身高和体质特点等因素，合理调整药物的剂量，避免过量用药或剂量不足的情况发生。

1. **年龄** 儿童在不同年龄段的生长发育情况不同，代谢能力也存在差异。医师会根据儿童的年龄及疾病的类型和严重程度，综合考虑这些因素来合理调整中成药的剂量，以确保达到治疗效果和减少不良反应的发生。

2. **体重** 也是一个重要的参考指标。一般来说，儿童的体重与用药剂量之间存在一定的关系，通常采用的剂量单位是mg/kg。医师会根据儿童的具体体重，计算出合适的用药剂量，从而确保药物在儿童体内的浓度达到治疗效果所需的范围。

3. **身高** 身高也是考虑因素之一。某些药物的剂量可能与儿童的身高相关，特别是涉及骨骼生长发育的药物。医师在确定剂量时会综合考虑儿童的身高状况，以确保药物对骨骼发育的支持和促进。

4. **体质** 医师还需要考虑儿童的体质特点，根据具体情况来合理调整中成药的剂量，避免过量用药或剂量不足的情况发生，从而确保用药的安全性和有效性。

**（二）适当的给药方式**

给药方式对于儿童来说至关重要。儿童往往不喜欢口服药物，而且在年幼的阶段很难掌握正确的服药方法。因此，医师需要在选择中成药时，考虑到儿童的服药习惯和生理特点，尽可能选择便于儿童接受的给药方式，如颗粒剂、口服液等。

**（三）家长指导与监护**

家长的配合与指导对于儿童用药至关重要。医师需要向家长详细介绍中成药的使用方法和注意事项，并告知家长定期复诊的重要性。同时，医师还需要监护儿童在用药期间的情况，及时调整预防方案，避免不必要的风险。

**（四）长期用药的风险评估**

一些慢性疾病需要长期服用中成药进行控制和预防。在这种情况下，医师需要与家长共同评估长期用药的风险和益处。必要时，可以选择中成药和其他预防方法相结合，以减少药物暴露的时间和风险。

# 第五节　儿童科学用药预防保健总结和展望

## 一、总结

本章全面介绍了儿童科学用药预防保健管理的重要性和应用策略。家长要正确对待儿童用药问题。中医药以其独特的理论体系和预防方法，可有效地预防儿童常见疾病，但家长必须合理用药。在使用中成药时，家长应根据医师的建议和药品说明书的指导，按照剂量和用药时间进行合理用药，避免滥用或误用药物。同时，家长也可以考虑使用一些温和无刺激性的中草药，在医师的指导下进行适当调理。

同时，普及中医药知识是非常重要的，它能够帮助家长更好地预防儿童常见疾病，提高健康素养和合理用药意识。家长可以通过不同途径获取中医药知识，并将其融入日常生活中，注重养生调理。同时，在儿童生病时要正确对待用药问题，遵循医师的建议，合理用药。通过这些努力，我们可以为儿童们创造一个更健康、更快乐的成长环境。

## 二、展望

### （一）应用领域的拓宽

随着社会的发展和人们对健康意识的提高，儿童中成药在预防和保健领域变得越来越重要。未来，儿童科学用药在预防保健管理中将继续发挥重要作用。

1. 预防传染病　传染病是儿童健康的主要威胁之一，而中成药具有较好的抗病毒、抗菌和抗感染作用，能够有效缓解病症并提升免疫力。在未来的发展中，我们可以期待更多针对各类传染病的中成药产品的研发和应用，为儿童提供更全面的预防服务。

2. 调节免疫系统　免疫系统对于儿童健康至关重要，而中成药中的许多草药成分具有调节免疫功能。未来，我们可以期待更多针对儿童免疫系统调节的中成药产品的研制，帮助儿童提高免疫力并避免免疫相关疾病的发生。

3. 促进儿童生长发育　儿童的生长发育需要合理的营养和良好的身体状况，而中成药中的一些成分具有促进骨骼发育和增强体质的作用。未来，我们可以期待更多针对儿童生长发育的中成药产品的开发，帮助儿童健康成长。

4. 促进心理健康　随着社会压力的增加，儿童心理健康问题日益突出。一些中草药成分具有舒缓情绪，改善睡眠等作用，有助于维护儿童的心理健康。未来，我们可以期待更多针对儿童心理健康的中成药产品的研发，为儿童提供更全面的健康保障。

总之，中成药在儿童预防保健领域的应用前景非常广阔。通过进一步的研究和开发，我们可以期待儿童中成药在更多方面发挥更大的作用，为儿童健康提供更全面的支持和保障。

### （二）面临的挑战

我们面临着一些挑战，需要不断探索和研究，以提高儿童健康水平。其中之一是药物安全性评价。儿童的生理发育和代谢功能尚未完全成熟，对药物的反应与成年人相比存在差异。因此，我们需要对儿童中成药的安全性进行全面而谨慎的评价。这包括对药物成分的毒理学研究、临床试验数据的分析，以及对不同年龄段儿童的用药情况进行监测和评估。只有确保儿童中成药的安全性，才能更好地服务于儿童的健康。

再者，是个体差异。儿童从出生开始，就有着各自独特的遗传背景、体质状态和生活环境等因素，导致对同一药物可能会有不同的反应。因此，我们需要深入研究儿童中成药的个体差异，并开展针对不同个体的个体化用药研究。这意味着需要对患儿进行细致的分型和评估，并结合药物的药效、副作用等因素，制订出更加科学合理的个体化用药方案。

此外，儿童中成药的研究和开发也面临着技术和资金方面的挑战。儿童中成药需要广泛而深入的实验室研究和临床试验，这需要大量的资金和技术支持。我们需要加大投入，提高研究和开发的力度，以推动儿童中成药领域的进步。

为了解决这些挑战，我们需要不断地进行探索和研究，包括加强多学科合作，整合资源和力量，共同推动儿童中成药的发展。同时，我们还需要加强与国际领先机构的交流与合作，借鉴其他国家的经验和成果，以提高儿童中成药的安全性和有效性。

总之，虽然在儿童中成药预防保健方面存在一些挑战，但通过持续的研究和探索，我们可以逐渐克服这些问题，并为提高儿童健康水平做出更大的贡献。只有不断地进行科学研究和技术创新，才能为儿童提供更安全、更有效的中成药预防保健服务。

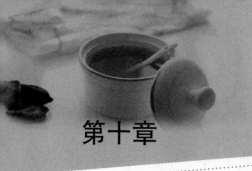

# 第十章

# 儿童脑健康管理策略

　　脑科学是21世纪生命科学研究最重要的领域之一。《"健康中国2030"规划纲要》明确指出，推进健康中国建设，要坚持预防为主，推行健康文明的生活方式，要调整优化健康服务体系，强化早诊断、早治疗、早康复，更好地满足人民群众健康需求。实施中医治未病健康工程，将中医药优势与健康管理结合，探索融健康文化、健康管理、健康保险为一体的中医健康保障模式。发展大脑，儿童时期是关键。儿童时期是大脑高速发展的关键时期，大脑具有很强的可塑性。在这个关键时期，如何正确引导儿童的大脑发育，对儿童的终身发展至关重要。健康管理是指对个体或群体的健康进行全面监测、分析、评估，提供健康咨询和指导及对健康危险因素进行干预的全过程。中医儿童脑健康管理还处于刚刚起步阶段，随着我国经济社会的高速发展，新时代广大人民群众对儿童健康、养生保健、慢病防控、提高生活质量等医疗健康服务的需求将呈现出日益增强的趋势。在这样的形势下，应积极探索脑健康管理新模式，满足人民群众健康需求。

## 第一节　儿童大脑发育的特点

　　0～6岁是大脑高速发展的阶段，到25岁左右整个大脑的发育才基本完成。大脑发育是一个复杂而精细的过程，涉及神经元的增殖、突触的形成、神经网络的建立和髓鞘的发育等多个阶段。这个过程受到遗传、环境和经验等多种因素的影响，是儿童认知、情感、行为和社会适应等方面发展的基础。大脑发育的关键阶段包括以下几方面。

## 一、神经元增殖

在胎儿期和出生后的前几年，大脑中的神经元数量会迅速增加。这种增殖主要发生在大脑皮质（负责高级认知功能）和海马体（参与记忆形成）中。神经元的增殖为大脑提供了构建神经网络的基础。出生至1岁，大脑的重量迅速增加，达到出生时的2倍，是成年人脑重量的50%。同时大脑中的神经元突触数量也大大增加，使得婴儿能够开始处理更复杂的信息刺激。

## 二、突触形成

每个神经元都通过突触与其他神经元形成连接。在大脑发育的早期阶段，突触的数量不断增加，直到约2岁时达到最高点，大脑的重量已经达到成年人脑重量的75%。儿童学习新事物的能力、语言能力、社交技能等也在这个阶段得到显著的发展。

## 三、神经网络建立

随着神经元的增殖和突触的形成，大脑中的神经网络逐渐建立。这些网络负责处理信息，存储记忆和调节行为等方面。神经网络的建立是一个高度动态和可塑的过程，是实现我们认知和行为的各种复杂功能的基础。通过不断的学习和适应，神经网络能够改变自己的结构和功能，使我们能够适应新的环境和情境，具有很强的适应性。

## 四、大脑皮质发育

大脑皮质是大脑表面的一层灰质，负责高级认知功能，如思考、决策和感知等。在大脑发育的过程中，大脑皮质会经历不同的阶段，包括神经元的迁移、分化和突触的形成等。大脑皮质的神经元连接和突触形成在儿童时期加速发展。因此，儿童的大脑灵活性高，学习速度快。儿童在成长过程中所处的环境，如家庭、社交圈、学校、文化背景等，对于大脑皮质的发育具有非常重要的影响。丰富多彩的刺激和经验可以促进大脑皮质的发育和功能提升。

## 五、髓鞘发育

髓鞘是包裹在神经细胞轴突外面的一层膜性结构，主要由髓鞘细胞构成。在大脑发育的过程中，髓鞘会逐渐形成并包裹神经元的轴突。它的主要作用包括绝缘、保护神经元、提高神经脉冲传导速度及促进脑内信号的长距离传输，从而促进大脑遥远区域之间的交流，提高大脑处理信息的速度。髓鞘的发育对于儿童的认知、运动和学习能力都有重要影响。如果髓鞘发育不良或受到损伤，可能会导致神经传导受阻，影响大脑的正常功能，进而可能导致一些神经系统疾病如多发性硬化、脑缺血等。保护和促进髓鞘的正常发育对于维护大脑的健康和功能至关重要。

# 第二节　脑健康研究进展

随着人口老龄化和生活方式的变化，脑疾病的发病率和患病率不断上升，给社会和个人带来了巨大的经济和心理负担。脑血管病是人类三大死因之一，包括脑卒中（中风）和短暂性脑缺血发作等，经统计全球每年约500万人死于脑血管病。据报道我国每年新发病例数约为150万，每年死亡约100万，幸存的患者中约3/4遗留偏瘫、智力障碍等后遗症，脑血管病已成为中老年人的第一"杀手"。神经退行性疾病也是全球脑疾病的重要组成部分。这些疾病通常随着年龄的增长而逐渐发展，包括阿尔茨海默病、帕金森病、亨廷顿病等。这些疾病导致大脑神经元的死亡或功能障碍，严重影响患者的认知、运动和生活质量。目前这些疾病尚无有效的治疗方法，且随着人口老龄化的加剧，患病率呈上升趋势。此外，脑肿瘤、脑炎、脑外伤等脑疾病也严重影响着全球人民的健康。这些疾病可能导致大脑结构的破坏和功能的丧失，给患者带来极大的痛苦和困扰。2003年4月14日，人类基因组计划宣布基本完成，规模庞大的人类基因组计划是生物实验结果和信息学的完美结合，该计划迈开了人类探索基因组重要的一步，将为人类健康、疾病诊断、药物开发及生物学研究做出不可估量的贡献。而在人类基因组计划之后，人类脑计划的开展备受世人瞩目。美国、欧盟国家、日本、中国等国家和组织相继提出并实施脑计划的研究，但是没有一个国家可以独立完成"人类脑计划"这项巨大的工程，它需要像人类基因组计划那样开展国际间的大规模协作，各国之间既有竞争又有合作。

## 一、美国脑计划

1997年"人类脑计划"在美国正式启动。2013年4月2日，时任美国总统奥巴马正式宣布启动了名为"通过推动创新型神经技术开展大脑研究（Brain Research through Advancing Innovative Neurotechnologies）"的计划，简称BRAIN计划，投资预算达60亿美元。"美国脑计划"旨在研究大脑的工作机制以彻底更新人类对大脑的理解，绘制脑细胞和复杂神经回路快速作用的动态图谱，并针对目前无法治愈的大脑疾病如阿尔茨海默病、精神分裂症、自闭症、癫痫等开发新疗法。该计划的初期目标是加速创新型神经技术的开发和应用，在时间和空间上构建脑细胞和复杂神经环路快速相互作用的动态图像，最终目标是开发和使用工具来获得有关神经系统在健康和疾病状态下是如何发挥作用的生物学认识。

美国国立卫生研究院（NIH）John Ngai教授于2022年1月6日在《Cell》杂志发表了题为《BRAIN 2.0: Transforming neuroscience》的文章。他指出为了对脑细胞及神经回路功能进行更深入的机制研究，建立一个完整的、内容丰富的脑细胞"目录"十分重要。这个目录描述所有的脑细胞类型，描述脑细胞的基因和蛋白质表达、形态和位置、生理特征，它们与其他细胞在神经系统内外的交流机制。2022年，"美国脑计划"宣布进入了"BRAIN 2.0"时代，2020—2026年的新目标包括构建全面的人类大脑细胞图谱，绘制完整的哺乳动物大脑微连接图谱，以及开发精确获取大脑细胞类型的工具。构建全面的人类脑细胞图谱需要检测约1000亿神经元及相应数量的非神经元细胞，如果该图谱成功构建将有助于理解人类脑细胞的构成及最终了解人类脑疾病发生发展的原因。美国脑计划项目预计到2026年总投资将超过50亿美元。该项目也取得了一些重要成果，如2021年该项目研究人员公布在分子水平上所绘制的哺乳动物初级运动皮层细胞类型特征图，这也是迄今为止对哺乳动物大脑所绘制的最全面、最细致的图谱。美国食品药品监督管理局已经批准的"脑深部电刺激技术（DBS）"，为治疗帕金森病、精神障碍、麻痹症和失明等提供了更好的方法和新的研究起点。由于植入设备具有一定侵入性、破坏性风险，推广起来要面临一些困难和门槛。因此，美国国立卫生研究院与开发创新设备的企业合作，将相关数据存储在美国食品药品监督管理局，大大减少了新研究面临的监管负担。美国脑计划的推进也将推动脑健康产业的发展。

## 二、欧洲人脑计划

欧洲人脑计划（Human Brain Project，HBP）启动于2013年10月，历时长达10年，于2023年9月结束。HBP由19个国家500多名科学家参与，前后耗资总计约6亿欧元，其宏大目标是通过研究脑连接图谱使用超级计算机模拟人脑功能，以实现人工智能。欧洲人脑计划大致分为4个阶段。第一阶段称为"快速启动阶段"，时间为2013—2017年，此阶段的研究重点是设计开发6个基础平台，包括大脑刺激和神经机器人技术。基础平台包括神经信息、大脑仿真、高性能计算、医疗大数据、神经拟态计算平台、人工智能机器人6个信息学通信技术平台，并允许计划内外的各国科学家对脑研究数据进行共享、编辑和模拟。但是HBP从一开始就争议不断，一些科学家认为HBP更侧重利用数据实现人工智能模拟，涉及的研究范围窄而且基础研究受到了削减。2015年3月9日，欧盟HBP调解委员会发布调解报告，指出HBP科学内容方面中的仿真人脑"难望成功"，HBP应该将其目标重新定位到在有限时间和有限资源条件下可望实现的具体目标上。报告特别强调HBP应该开发对脑科学研究有用的各种信息学平台设施，对原来的机构进行改组。此后HBP主要致力于开发脑研究所需的信息通信技术，以及向科学家提供信息通信技术软硬件服务的永久性设施。HBP除了构建6个基础平台外还致力于4个子项目的研究：鼠脑组织、人脑组织、系统和认知神经科学、理论神经科学。

2023年6月HBP官网公布了取得的主要成就：发表了2500多篇论文；建立了一个供科研人员使用的不断更新数据、模型和软件的脑研究平台——EBRAINS；通过创建和整合约200个大脑皮质和更深层脑结构的三维地图制作了人脑图谱，可通过EBRAINS访问；还建立了一个可供多学科共享的超级计算机设施——Fenix；对帕金森病患者大脑对脑深部刺激的多尺度仿真，帮助临床医师预测治疗效果；用磁脉冲精确刺激特定脑组织，判断闭锁综合征患者是否仍有意识，开发用于帮助残障人士复明或行走的神经植入物；对小脑进行仿真，用以控制机器人臂精确地执行动作。虽然HBP取得了诸多开创性成果，但该项目未能实现模拟整个人脑的目标。

### 三、日本脑计划

2014年日本科学家发起的神经科学研究计划名为"综合神经技术用于疾病研究的脑图谱"计划。不同于美国、欧洲人脑计划致力于绘测神经环路图谱，日本脑计划旨在通过绘制狨猴神经环路的结构和功能从而理解复杂的人类大脑。灵长类动物狨猴有足够大的脑尺寸和发达的大脑皮质，日本脑计划希望以狨猴为模型绘制出脑神经回路的结构和功能图谱。日本脑计划主要内容包括绘制灵长类动物狨猴的脑结构和功能图，开发新型尖端技术支持大脑高级功能的研究和人类神经精神性疾病相关技术的开发。日本脑计划的主要成果包括2018年成功绘制出狨猴大脑的三维图谱；2019年日本脑计划科研人员通过对2973名研究个体分析发现精神分裂症、自闭症、躁郁症、重度抑郁症患者的胼胝体蛋白质结构存在相似性改变而且显著区别于正常个体，为神经疾病的分类和治疗提供了新的理论依据。

### 四、中国脑计划

2016年3月，国家发布了《"十三五"规划纲要》，将"脑科学与类脑研究"列为"国家重大科技创新和工程项目"，标志着"中国脑计划"的全面展开。2021年9月，科学技术部发布的《科技创新2030——"脑科学与类脑研究"重大项目2021年度项目申报指南》意味着酝酿6年多的"中国脑计划"正式启动，国家拨款经费预算近32亿元人民币，整体规模预计可达到百亿元甚至千亿元级别。中国脑计划以"脑认知功能解析"为核心，以"理解脑、修复脑、模拟脑"为目标，确定了"一体两翼"的发展战略。以研究脑认知的神经原理为"主体"，以绘制脑功能联结图谱为重点，以研发脑重大疾病诊治新手段和脑机智能新技术为"两翼"。中国脑计划旨在探索大脑的奥秘、攻克大脑疾病，并推动人工智能技术的发展。中国脑计划的研究方向也可概况为两个方面：一是以探索大脑秘密、攻克大脑疾病为导向的脑科学研究，二是以建立和发展人工智能技术为导向的类脑研究。在脑科学研究方面，中国脑计划聚焦于认知功能的神经基础，即原理的研究，这是计划的主体部分。针对重大脑疾病的诊断和诊疗方法也是研究的重要方向，旨在开展早期干预手段的研发、药物的研发等。在类脑研究方面，中国脑计划关注脑机智能技术，包括脑机接口和类脑研究两个方面。脑机接口研究大脑与机器之间的联系，如何用大脑的信息来控制机器，如何用外界的信息调控大脑的活动。类脑研究则关注人工智能的理论研究，是下一代人工智能所需的各种机器学习的算法，类脑研究的硬件加上类脑研究的软件是未来智能系统的一个基础。

中国脑计划制订了一个15年计划（2016—2030年），其中前五年与中国国家社会经济发展第十三个五年计划相符，更在第十四个五年计划上升为国家战略地位。在这个计划中，围绕抑郁障碍的研究在国家科技创新2030—"脑科学与类脑研究"重大项目中占据重要比重。抑郁症是一种异质性高的重型精神疾病，自杀风险高，复发率高。但抑郁症性疾病发生发展机制仍不清楚，目前主要治疗方式包括药物治疗和心理治疗，还有其他一些治疗方法如电刺激治疗、磁刺激治疗等，但最终取得的效果不佳。中国脑计划致力于剖析神经精神疾病危险因素，预测远期结局，以推动重大脑疾病的研究和治疗。

蒲慕明院士曾提到，完全了解人脑的结构和功能是神经科学的一个有吸引力但遥远的目标。然而神经科学对大脑的有限理解已经有助于解决我们社会面临的一些紧迫问题。虽然中国脑计划的项目2021年才正式发布，但是在这酝酿多年的期间里，我国科学家也在脑科学的多个领域中不断创新，开拓进取。2018年3月22日北京市科学技术委员会正式成立新型研发机构——北京脑科学与类脑研究中心。2018年5月14日，上海脑科学与类脑研究中心揭牌仪式在张江实验室举行。北京大学、清华大学、复旦大学、浙江大学、同济大学等国内高校通过多种渠道和方式成立脑科学研究机构，共同助力中国脑计划的发展。中国脑计划虽然起步晚，但目前也已取得令世人瞩目的成绩。2023年7月，利用我国自主研发的超高精度大视场空间转录组测序技术Stereo-seq和高通量单细胞核转录组测序技术DNBelab C4 snRNA-seq，国内外多家单位合作绘制了世界首套单细胞分辨率的猕猴大脑皮质细胞空间分布图谱。这一重大突破引起了广泛的关注，为中国脑计划赢得了国际认可，展现出我国巨大的科研潜力和创新力。2024年2月在中国脑计划的项目支持下，由华中科技大学苏州脑空间信息研究院/海南大学骆清铭院士、龚辉教授团队与中国科学院脑科学与智能技术卓越创新中心多个研究组解析了海马神经元的空间联接规律，并建立了小鼠海马脑区单神经元的全脑介观投射联接图谱的数据库，该研究创建了目前世界上最大的单神经元全脑投射图谱数据集。骆清铭院士和龚辉教授科研团队建成了全球规模最大，国际领先的亚微米分辨率全脑三维图谱测绘的标准化、规模化科研设施，装备有50套MOST/fMOST成像系统和50PB数据存储能力的计算平台，已是国际公认的三维精准测绘完整器官形貌和结构图谱的利器，能多尺度全景式可视化脑空间内所有细胞和血管的精细形态及其准确的解剖定位信息。相信随着中国脑计划的有序实施开展，将为世界神经科学和医学领域不断带来新的突破。

# 第三节 中医药儿童预防保健与脑健康

作为中国脑计划的重要项目，"中国学龄儿童脑智发育队列研究"由科学技术部下达立项（项目编号：2021ZD0200500），北京师范大学牵头，全国76家在心理学、教育学、儿童医学、系统科学等学科上具有优势的单位共同参与，将通过对我国3万余名学龄儿童脑智发育状况进行深入研究，寻找进一步促进大脑发育，改善认知功能的方法。2023年国家中医药管理局批复成立中医脑健康与认知障碍防治办公室，目的就是为了做好脑健康与认知障碍的中医药防治诊疗方案、标准的制定及推广工作。中医脑健康与认知障碍防治办公室遴选出了12家在专病专科方面有明显优势，有条件、有能力、能够高质量完成试点建设的中医药大学及其附属医院。中国科学院院士陆林结合我国脑计划"一体两翼"策略，分析了脑健康研究领域的难点，肯定了中医药在脑健康领域的重要价值。陆林院士指出要积极推动中医的现代化，要用世界科学家能够听懂和认可的语言，讲清楚中医药的价值和作用。鉴于新形势下儿童大脑研究和保健的重要性，中国妇幼保健协会于2022年成立儿童脑科学与脑健康促进专委会。专委会将推动我国儿童脑科学的基础研究、临床应用型研究、人工智能等前沿的研究，推进儿童脑疾病干预治疗的新方法，制定有关儿童脑疾病的诊疗标准和操作规范，加强质量监管，协助全国各妇幼保健机构（儿童医院）逐步建立分工合理、职责明确、功能互补的妇幼人群儿童脑疾病诊治体系及医疗工作机制，加强妇幼儿童脑科学人才培训基地建设，开展儿童脑疾病的防治需求的调查研究，做好科研和技术转化等工作。中医"治未病"理念讲求"未病先防、既病防变、瘥后防复"，这是解决脑健康问题经济可行的方案，潜力巨大。脑健康相关疾病的防治是中医药能够发挥优势和特长的一个重要领域。从婴幼儿到儿童青少年时期是人类大脑发育的关键期，在此阶段人脑结构与功能快速变化、人类认知能力快速发育，为终生学习能力发展奠定基础。儿童青少年的发展，关系着整个国家、整个民族的发展。因此，中医儿童预防保健作为儿童生长发育重要的保障措施值得大力发展。

## 一、小儿饮食与儿童脑健康

中医对于儿童脑健康的饮食有着丰富的经验和建议。

1. **饮食均衡** 中医强调饮食的均衡，要求儿童摄入各种营养素，包括蛋白质、碳水化合物、脂肪、维生素、矿物质等。家长可以合理搭配食物，让儿童吃到多样化的食物，以满足身体的需要。

2. **食疗调理** 中医提倡食疗，即通过食物来调理身体。对于儿童脑健康，家长可以选择一些具有益智、安神、补脑作用的食物，如核桃、芝麻、红枣、鸡蛋、牛奶、鱼肉等。同时，家长也可以根据不同的季节和儿童的身体状况，选择适合的食疗方案。

3. **饮食节制** 中医强调饮食的节制，要求儿童不要暴饮暴食，避免过度摄入食物。家长可以控制儿童的饮食量，避免其过度饱食或饥饿，保持适度的饮食量。

4. **饮食卫生** 中医注重饮食的卫生，要求食物清洁、新鲜、无毒。家长可以选择新鲜、干净的食物，避免食用过期、变质的食物，以免对身体造成损害。

中医对于儿童脑健康的饮食有着丰富的经验和建议。家长可以根据这些原则和建议，合理安排儿童的饮食，让儿童吃得健康、营养、均衡，为大脑的发育和健康打下良好的基础。家长也需要注意儿童的饮食习惯和口味偏好，逐渐培养儿童良好的饮食习惯。

## 二、小儿推拿与儿童脑健康

小儿推拿的发展历史悠久，早在明代就有小儿推拿专著的出现，如徐用萱所著的《袖珍小儿方论》和杨继洲所著的《小儿按摩经》等。这些专著的出现标志着小儿推拿这门专科从理论体系到临床疾病的防治已趋于成熟。清代，小儿推拿疗法得到了进一步的发展，小儿推拿专业人员已遍及全国，手法日渐增多，出现了众多流派和名家。小儿推拿对儿童常见病、多发病如小儿泄泻、呕吐、食积、厌食、便秘、腹痛、脱肛、感冒、咳嗽、哮喘、发热、遗尿、夜啼、肌性斜颈、落枕、惊风等，均有较好的疗效。

2013年小儿推拿被正式列入"国家基本公共卫生服务项目"，项目名称《0~36个月儿童中医药健康管理服务》。按揉四神聪穴可有效促进小儿大脑发育，四神聪穴位于小儿头顶部，百会穴前、后、左、右各1寸处，共4个穴。操作时，用拇指指腹按照左→后→右→前的顺序，逐一按揉，每穴约1分钟。主要应用于30月龄以后小儿，每日或隔日1次，每次1~3分钟。按揉四神聪具有醒脑益智、安神助眠的功效，坚持按揉可开发智力。注意事项：①提前准备滑石粉、爽身粉或冬青膏等介质；②操作者应双手保持清洁，指甲修剪圆润，防止操作时划伤小儿皮肤；③天气寒冷时，要保持双手温暖，可搓热后再操作，以免凉手刺激小儿；④手法应柔和，争取小儿配合；⑤局部皮肤破损、骨折时不宜按揉。

小儿脑瘫是儿童时期最常见的神经系统疾病之一，严重影响儿童健康及人口素质，给家庭和社会带来沉重的心理压力及经济负担。小儿脑瘫中医上属"五迟五软""五硬""胎怯"等范畴。《中医儿科学》对五迟、五软诊断标准为：有胎内药物损害、缺血缺氧病史；立迟、行迟、齿迟、发迟和语迟共五迟；口软、头颈软、手软、足软和肌肉软；头颈硬、口硬、手硬、足硬和肌肉硬。罕艳菊等对近60年小儿推拿治疗脑瘫的专著及文献进行数据挖掘，分析临床选穴规律，发现与脑瘫相关的28个处方、96个选穴中使用频次和支持度居前5位的是脊柱、肾经、脾经、小天心、三关，为小儿推拿规范化治疗脑瘫选穴提供了参考和借鉴。还有学者对脑-肠轴进行研究，发现大脑和胃肠道通过神经、免疫、内分泌等进行双向调节，小儿推拿通过调节肠道菌群而改善脑瘫中枢神经系统的机能。王秋莉等对脑瘫患儿在小儿推拿治疗的基础上运用捏脊手法，使患儿在治疗后粗大运动功能得到显著提高并且肌张力降低，整体运动和异常姿势有显著改善。

### 三、中医针灸与儿童脑健康

中医针灸是我国古代医学的瑰宝，针灸通过体表刺激穴位调整人体的气血运行，促进身体的自我修复和调节功能。对儿童来说，针灸可以用于治疗一些与脑健康相关的疾病，如智力发育迟缓、脑瘫、自闭症等。在这些疾病中，针灸可以通过刺激特定的穴位，促进脑部神经元的连接和沟通，改善脑部血液循环，从而达到改善脑功能的目的。

针灸由于其副作用小、效果良好而受到越来越多的关注。美国国立卫生研究院2016年开展一项名为"刺激周围神经治疗疾病"的计划，是在针刺疗法启示下的类"针刺"技术研究，以期望发展相关产业，应值得我国中医界重视。韩国围棋选手曾在比赛中以银针扎头，引起国际关注。头针疗法是在我国传统针灸学基础上结合神经生理学、解剖学发展而成的，是通过针刺头部特定穴位以治疗疾病的微针疗法。大脑皮质功能分区对应头皮不同投射区域，在特定区域针刺通过针感反射作用于反射区部位的神经系统，最终改善头部血液供应，促进脑组织代谢而激活或改善脑功能。

1. **头针** 是一种在头部进行针刺以治疗各种疾病的方法，也被称为头皮针或脑针。它主要基于脏腑经络理论和大脑皮质的功能定位，通过在头皮上划分出相应的刺激区进行针刺，以调整脏腑、躯干和四肢的功能，从而治疗各种脑源性疾病和肢体偏瘫、麻木、疼痛等症状。头针治疗的刺激区通常与大脑皮质的功能定位相关，如运动区、感觉区、语言区等。根据不同的病情，医师会选择相应的头针线进行针刺，如顶旁1线、顶颞前斜线、顶颞后斜线等。在进针时，一般选用28～30号，长1.5～3寸的毫针，针尖与头皮成30°左右夹角，快速将针刺入头皮下，然后使针与头皮平行，继续捻转进针，刺入相应深度。在针刺过程中，医师还会根据具体情况采用不同的针刺手法，如多捻转不提插、快速捻转等。头针治疗具有安全、简便、无副作用等优点，因此在临床上得到了广泛应用。它不仅可以治疗各种脑源性疾病，如中风、脑外伤、帕金森病等，还可以用于治疗一些精神类疾病，如抑郁症、焦虑症等。头针治疗还可以与其他疗法相结合，如中药、推拿、按摩等，以达到更好的治疗效果。目前我国头针分为不同学派，各学派在治疗上各有特色，近几年以"靳三针"治疗脑瘫的研究报道最为广泛。但目前头针的进针深度、进针角度、补泻手法及留针时间尚需要进一步统一标准，进行规范化操作。

2. **体针**　是通过刺激躯干及肢体穴位，调整进针的深度、方向、旋转等刺激手法以疏通经络，调节气血阴阳，改善肢体功能，从而缓解患儿肢体瘫痪的方法。季宇宏等主穴取百会、风府、内关、足三里、悬钟及三阴交，交替运用头针、体针结合现代康复技术治疗小儿脑瘫患者43例，总有效率为86.05%。景国栋等以头针、体针结合现代康复技术治疗小儿脑瘫患者35例，临床有效率为88.57%。体针治疗的优点在于操作简单、安全有效、适用范围广。在进行治疗时，医师会根据患者的具体病情和体质情况，制订个性化的治疗方案，选择合适的穴位和刺激方式，以达到最佳的治疗效果。

3. **电针**　是针灸疗法中的一种，它结合了传统针灸和现代电刺激技术。电针通过在针刺入穴位后连接电刺激器，将微弱电流通过针传递给身体，以增强针灸的刺激效果和治疗作用。其原理是通过电流刺激穴位，促进气血流通，调节身体功能，达到治疗疾病的目的。电针可以刺激更深层次的穴位和组织，产生更强的刺激作用，从而更有效地调整身体的功能。电针适用于多种疾病的治疗，如神经系统疾病、疼痛性疾病、运动系统疾病等。对于一些难以用传统针灸治疗的疾病，电针也可以提供一种新的治疗选择。电针可以通过刺激穴位和肌肉，促进气血流通，改善肌肉张力和运动协调性，从而缓解儿童脑瘫症状。焦玉祥等通过头穴电针、体针及艾灸配合物理治疗脑瘫患儿42例，总有效率达92.9%。

## 四、成立中医儿童脑健康管理组织

中医儿童脑健康管理组织是致力于儿童脑健康促进和管理的机构。这些组织通常由中医专家，儿童健康专家、教育专家等多领域的专业人士组成，共同合作，通过中医的理念和方法，为儿童提供全面的脑健康管理服务。

中医儿童脑健康管理组织的主要任务包括：

1. *研究和推广中医儿童脑健康理念* 通过科学研究和临床实践，深入探索中医在儿童脑健康方面的应用，并将这些理念和方法推广到更广泛的群体中去。

2. *提供咨询服务* 为家长、教育工作者和儿童提供关于中医儿童脑健康管理的咨询服务，解答他们在日常生活中遇到的问题，并提供个性化的建议。

3. *开展培训和教育活动* 组织培训课程、研讨会和讲座，提升公众对中医儿童脑健康管理的认识和理解，帮助家长和教育工作者掌握相关的知识和技能。

4. **制订管理方案** 根据儿童的年龄、体质和健康状况，制订个性化的中医儿童脑健康管理方案，包括饮食、运动、情绪调节等方面的指导。

5. **开展合作研究** 与其他医学机构、科研机构和教育机构合作，共同开展中医儿童脑健康管理的科学研究，制定中医儿科脑保健的规范指南，推动该领域的学术进步和实践发展，为健康中国贡献力量。

# 第四节　脑育未来——脑科学+教育

## 一、什么是脑育

脑育，即大脑教育或脑科学教育，是近年来逐渐受到重视的教育领域。随着科技的进步和人们对大脑认知的深入，脑育在未来无疑将扮演更加重要的角色。

1. **脑育的内容和方法将进一步丰富和完善** 随着脑科学研究的不断深入，人们对大脑的认知将越来越深入，这将为脑育提供更加科学的理论基础。未来，脑育可能会更加注重培养儿童的思维能力、创造力、情感能力等多方面的能力，而不仅仅是传授知识。同时，脑育的方法也将更加多样化和个性化，以适应不同儿童的需求和发展特点。

2. **脑育将更加注重与技术的结合** 随着人工智能、大数据等技术的发展，这些技术将在脑育领域发挥越来越重要的作用。例如，利用人工智能技术可以对儿童的学习情况进行精准分析，为他们提供个性化的学习建议；利用大数据技术可以收集和分析儿童的学习数据，帮助他们更好地了解自己的学习状况，提高学习效率。

3. **脑育将更加注重跨学科融合** 大脑是一个复杂的系统，涉及多个学科领域的知识。未来的脑育将更加注重跨学科融合，将脑科学、教育学、心理学、医学等多个领域的知识结合起来,为儿童提供更加全面、科学的教育。

4. 脑育将在全球范围内得到更广泛的推广和应用　随着人们对大脑认知的深入和教育理念的转变,越来越多的国家和地区将开始重视脑育的发展。未来,脑育可能会成为全球范围内的一种重要教育趋势,为培养更加全面、优秀的人才做出重要贡献。

5. 脑育的未来充满了无限的可能性和机遇　随着科技的发展和人们对大脑认知的深入,我们有理由相信,脑育将在未来发挥更加重要的作用,为培养更加优秀的人才做出更大的贡献。

## 二、什么是脑科学

脑科学是一门研究大脑和神经系统的科学领域,涉及神经解剖学、神经生理学、神经化学、神经心理学、认知科学等多个学科的知识。它旨在通过对大脑结构、功能和行为的研究,揭示人类思维、情感和行为的机制,以及与之相关的疾病和障碍。

脑科学的研究对象包括人类的大脑和神经系统,大脑作为人体最重要的器官之一,控制着人的思维、感知、情感和行为。神经系统则是由神经元和神经纤维组成的,它们通过神经冲动进行信息传递和处理。

脑科学的研究内容非常广泛,可以分为基础神经科学和临床神经科学两大类。基础神经科学侧重基础理论,包括神经生物学、计算神经科学等分支。神经生物学研究人和动物的神经系统的结构与功能及其相互关系,涉及分子水平、细胞水平、神经网络或回路水平乃至系统和整体水平的神经系统活动规律。而临床神经科学则侧重于医学临床应用,关注与神经系统相关的疾病和障碍的诊断、治疗和预防。

脑科学是一个综合性强、研究内容广泛的学科领域,它的发展不仅有助于我们更深入地了解大脑和神经系统的奥秘，还有望为神经性疾病的治疗和预防提供新的思路和方法。

### 三、如何将脑科学研究与教育相结合促进儿童教育

将脑科学研究与教育相结合，对于改善儿童教育具有重要的推动作用。以下是具体的建议和方法：

1. 教育者需要深入理解脑科学的基本原理和研究成果　这包括了解大脑的结构和功能、神经元之间的连接方式、大脑发育和可塑性的过程等。通过掌握这些知识，教育者可以更加科学地理解儿童的学习和发展过程，从而制定更为合适的教育策略。

2. 教育者可以利用脑科学的研究成果来优化教学方法　例如，脑科学研究表明，儿童在早期的游戏中能够快速发展其认知能力，因此，教育者可以在教育实践中增加游戏和互动的元素，以激发儿童的学习兴趣和积极性。此外，脑科学还关注到情绪管理对儿童发展的重要性，因此，教育者可以通过情绪教育，帮助儿童建立积极的情绪管理模式，提高其自我调节能力。

3. 教育者应该关注儿童的学习环境　脑科学研究指出，儿童的学习环境应该充满挑战和互动，并提供多样的学习资源。因此，教育者需要创造一个既安全又富有刺激性的学习环境，使儿童能够在其中自由探索、学习和成长。

同时，教育者还应注意到儿童个体的差异。脑科学研究揭示了个体之间在大脑结构和功能上的差异，这意味着每个儿童的学习方式和速度都可能不同。因此，教育者需要尊重每个儿童的独特性，采用个性化的教学策略，以满足不同儿童的学习需求。

4. 教育者需要关注儿童的睡眠和运动情况　脑科学研究显示，充足的

睡眠和适度的运动对于儿童的学习和记忆能力有着积极的影响。因此，教育者需要鼓励儿童养成良好的睡眠和运动习惯，以促进其全面发展。

将脑科学研究与教育相结合，有助于我们更加科学地理解儿童的学习和发展过程，从而制定更为合适的教育策略，改善儿童教育，有效进行全脑开放，促进儿童脑健康，提高学习效率和效果，这是非常值得关注的教育领域。

## 四、脑科学与教育结合可以开展的项目

开展的项目旨在利用脑科学的研究成果来优化教育策略和方法，从而改善儿童教育。

1. **基于脑科学的课程设计项目**　通过深入研究脑科学的原理，特别是儿童大脑发育和学习的机制，教育者可以设计出更符合儿童认知特点的课程。这样的课程可以包含多感官参与的学习活动，利用游戏、音乐、绘画等多种形式来激发儿童的学习兴趣，同时培养他们的形象思维和创造力。

2. **认知能力训练项目**　针对儿童在注意力、记忆力、思维力等方面的特定需求，可以设计专门的认知能力训练项目。这些项目可以包括ESP游戏、直观像训练、右脑记忆法等，通过科学的训练方法提升儿童的认知能力，帮助他们更好地应对学习和生活中的挑战。

3. **情绪管理能力培养项目**　脑科学研究已经证明情绪与学习之间的密切联系，因此教育者可以通过专门的情绪管理能力培养项目来帮助儿童学会更好地处理情绪。这样的项目可以包括情绪识别、情绪调节、情绪表达等方面的训练，帮助儿童建立积极的情绪管理模式，提高学习效率。

4. **教师脑科学培训计划**　为了让教育者更好地理解和应用脑科学知

识，可以开展专门的教师脑科学培训计划。这样的计划可以包括脑科学基础知识的普及、教育应用案例的分享以及实践操作技能的培训等，帮助教师掌握脑科学在教育中的实际应用技巧。

5. 个性化教育支持项目 考虑到每个儿童的大脑结构和功能都有所不同，可以开展个性化教育支持项目。这些项目可以基于脑科学的个体差异研究，为每个儿童提供量身定制的教育方案。例如，通过神经成像技术来评估儿童的学习能力，然后根据评估结果为他们提供相应的学习资源和教学策略。

6. 特殊群体教育项目 针对自闭症儿童、智障儿童、罕见病儿童、脑瘫儿童、肢体瘫痪或先天残疾儿童等特殊儿童，利用脑科学研究成果进行相应的培训、康复训练与教育，比如利用AI与脑机接口技术，电子桥接技术使脊髓损伤儿童恢复运动或者恢复感知觉，肢体残缺儿童通过佩戴移动假肢采集信号支配假肢，等等，助力特殊儿童最大程度地健康成长，让他们接受教育、参与社会，对促进他们身心健康具有特殊意义。

7. 创建儿童科技训练项目 与科研机构联合，建立联合短期培训——脑科学科普夏令营。培训课程包括生物学、化学、物理学、神经生理学和解剖学等领域，旨在通过"面对面、手把手"教学模式与科学实验体验，培养学生对科学的兴趣与探索精神。颠覆传统课堂教学模式。学生能够在实验中学习理论，通过兴趣挖掘创新能力，全面训练科学思维和研究能力。

通过这些项目的开展，可以将脑科学与教育紧密结合，为儿童提供更加科学、有效的教育支持，促进他们的全面发展。

## 附：脑认知与教育之间的密切关系

现将引用深港脑科学创新研究院院长王立平研究员对脑认知与教育之间的密切关系的分析分享给大家，希望教育工作者、家长朋友们、接受教育的孩子们等如果读到这部分内容能够从中受益。作为笔者很迫切地想把这些脑科学和教育的前沿观点分享给读者。

## 一、脑认知规律给教育工作者的启发

脑科学在当下有多重要？在《Science》杂志最新发布的全世界最前沿的125个科学问题中，有18个属于脑科学领域。脑科学与教育工作又有何关系？在刚才说到的18个问题中：人类智力是否有极限？人工智能会取代人类吗？引发孤独症（自闭症）的原因是什么？……都与教育息息相关。探索教育与人类智能发展，是国家未来发展的重大需求之一。

脑科学与教育的交集远不止这些。信息如何被大脑存储和使用？人类的创新能力来自何处？是什么东西让我们对新鲜事物充满好奇？又是什么原因让我们的情绪多种多样，时而开心，时而沮丧？……勘破大脑的奥秘，可以为教育工作插上飞翔的翅膀。

中国科学院深圳先进技术研究院脑认知与脑疾病研究所所长、深港脑科学创新研究院院长王立平指出："在创新人才培养与儿童心理健康并重的当下，基于大脑认知规律的智能与情绪'双轮'教育方法的探索与实践，对于因材施教和终身学习，对于培养学生稳定的情绪、健康的体魄、社会适应能力和解决真实问题的能力，都有着极其重要的意义。"

大脑，被誉为宇宙中最复杂的物体。

大脑的发育与衰老过程，都有其特定的规律。这个规律出现紊乱，就可能会出现健康问题。比如青少年阶段的一些疾病，包括自闭症、多动症、青春期抑郁症、癫痫等，就与大脑健康息息相关。

人类的智能、情绪和行为，都以大脑为载体："爬行脑"处理物种生存最基本的功能；"情绪脑"处理个体情绪反应；"理性脑"负责逻辑、推理与规划能力。

了解和应用脑科学基本规律，对于我们的身心健康、社会适应，乃至我们智能的优势发掘、职业选择和人生规划，都有着指导和启发的意义。

### 二、脑科学与人类智能

如何找到孩子的优势智能所在？

刚才我们提到，探索教育与智能发展，是国家未来发展的重大需求之一。何为智能？美国著名发展心理学家、哈佛大学教授霍华德·加德纳博士认为，智能包括三大方面："①个体解决在实际生活中所遇到的难题的能力；②个体提出要解决的新问题的能力；③个体制造对自己所属文化有价值的产品和提供有价值服务的能力。"

加德纳博士的多元智能理论指出，人类至少拥有八大智能：语言智能、逻辑-数理智能、视觉-空间智能、身体-运动智能、音乐智能、人际交往智能、自知自省智能、自然观察智能。

每个人的智能都是多元化而非单一的，都拥有不同的智能优势组合。当记者还是工程师？当教师还是医生？每个人的培养方向和择业倾向，通常都与他们的兴趣和优势智能有关联。找准优势智能的特点，有利于在孩子智能发展过程中扬长避短和因材施教。

首先，要相信绝大多数孩子都具有一定的优势潜能，有成才的可能性。不善于表达的孩子，可能具有很强的视觉-空间智能，适合往绘画、设计的方向发展；喜欢运动的孩子，一看到数字就头疼，不必逼他学奥数，大可培养他的运动技能和其他特长的智能特征。

其次，学校要构建多元的评价观，最大限度地因材施教。传统的学校教育，往往只注重学生对特定"学科"知识的掌握程度；却看不到，文化课学习成绩不好的孩子，日后却可能在人际交往、工作中学习、运动、绘画、管理等方面有所成就。评价多元化，更多地看到不同的孩子身上不同的天赋，尽可能创造丰富多彩的学习环境，才是中小学校未来努力的方向。

脑科学对于人类智能的研究，还有很多课题和成果。比如，大脑的工作原理是什么？人们如何记忆和思考？人工智能可以取代人类智能吗？都能为教育工作者带来很多启发。同时，也会对广大师资队伍知识结构的更新有所帮助，以满足孩子们知识体系快速迭代的现实需求。

最近，深港脑科学创新研究院王立平院长发起的脑科学课程已经正式启动。深圳中学的部分高中一年级学生已经参与了课程的学习。学习关于"学习、社会适应、好奇心以及情绪背后的科学逻辑"的知识，掌握科学的学习方法，解决成长中的问题和烦恼，将帮助孩子们成为更好的自己。

### 三、脑科学与人类情绪

如何教会孩子应对负面情绪？

何为情绪？它是外界环境因素是否符合个体需要的态度体验，也是大脑对客观事物与人的需要之间关系的反映。

我们主要有六种情绪：高兴、愤怒、哀伤、恐惧、惊讶、厌恶。对于每一个人的日常生活和工作来说，任何情绪，包括正面情绪和负面情绪，都是客观存在的，也有其特定的必要性。

每一种情绪又都十分丰富。比如恐惧情绪。你知道儿童有34种常见的恐惧情绪吗？比如8～12岁，孩子可能会害怕老师提问、害怕考试不及格、害怕不被老师认可、害怕父母分开、害怕巫婆……

情绪具有两极性。有时，负性情绪持续叠加，就会像"堰塞湖"一样危险，堆积在心里找不到出口。这就需要在大脑理性的调控下，将负性情绪调整为"瀑布"状态，继而渐渐走向舒缓、稳定。那么，如何调控自己的情绪？

"理性情绪疗法之父"埃利斯认为，人的情绪是由他的思想决定的，合理的观念导致健康的情绪，不合理的观念导致负向的不稳定的情绪。通过改变不合理信念，来调整自己的认知，是维护心理健康的重要途径。对此，他提出了一个解释人的行为的 ABC理论：

A：个体遇到的主要事实、行为、事件。

B：个体对A的信念、观点。

C：事件造成的情绪结果。

埃利斯认为，我们的情绪反应C是由B（我们的信念）直接决定的。可是许多人只注意到A与C之间的关系，却忽略了C是由B造成的。

B如果是一个非理性的观念，就会造成负向情绪。若要改善情绪状态，必须驳斥（D）非理性信念B，建立新观念并获得正向的情绪效果（E）。也就是说，影响情绪的不是事情本身，而是你对事情的解读和看法。这就是艾利斯理性情绪治疗的ABCDE步骤。

举个简单的例子，一个孩子偶尔一次考试不及格，他觉得自己完蛋了，于是产生了抑郁样的情绪波动。"考试不及格"是事件，"抑郁情绪"是事件造成的情绪结果，"过分看中这一次考试，觉得自己完蛋了"是他对于这个事件的观点。显然，这个观点过于偏激。

找到了这个介于事件和结果之间的错误观点，我们就可以引导这个孩子树立正确、积极的观点和信念。如果这个孩子面对不及格的分数时，想到的是自己还有很大的进步空间，就会付出努力提升成绩。观念改变了，情绪就能得到缓解和改善，进而反过来促进行动。

## 四、脑科学与人类行为

如何对待"特殊"的孩子？

人类的本能行为和高级行为，都受到大脑的主宰和引领。了解脑科学知识，对于分析和解读人类行为有很大的帮助。

在教育工作中，我们都会遇到看上去"行为不良"的孩子。而不良行为背后形成的原因，经验丰富的教师也不一定能轻易识别出来。实际上，他们身上也许有人类神秘的智能特征，例如电影《美丽心灵》的主人公的人物原型纳什。

再比如，有些孩子总不好好吃饭，甚至出现厌食的行为。很多家长和教育工作者会将其归结为孩子不乖、挑食等原因。但拒绝吃饭背后，可能存在着这样那样的心理问题（信息来自深圳市康宁医院刘铁榜）：

拒绝成长：对青春期发育缺乏心理准备；

发出警报：父母对自己的不理解和忽视；

获得控制：厌恶所处的环境和操纵他人；

追求时尚：对追求完美的不现实的渴望；

放弃希望：无助感、无能感和缺乏自信；

其他原因：比如调解父母冲突的手段等。

人的生理和心理，是一个互相影响的系统。厌食症，就是由于怕胖、心情低落而过分节食、拒食，造成体重下降、营养不良甚至拒绝维持最低体重的一种心理障碍性疾病。患者常在青少年时期就出现类似的倾向。

当看到孩子产生不良行为时，我们不要急于下结论，而要去挖掘表象背后的真实原因和孩子的心理需求，再去对症下药解决问题。

此外，我们有时也会遇到一些"优秀"的孩子，他们在某方面天赋异禀，却往往有常人眼中的"怪毛病"。比如智商很高，理科天赋突出，或充满创造力，却常常忽视他人的情绪和感受，严重缺乏社交能力。

有位深圳校长讲到了一个"小天才"的故事。这位"小天才"从小就显露出了在理科方面的过人才能，但无法融入班集体。他常常得到老师的表扬，却缺乏来自同学们的认可。即将升上初三时，他因社交障碍而休学了。

如何给具有一定社交特殊性的人提供适宜的环境？这是我们的教育，乃至我们的社会应该思考和解决的问题。

首先，我们应当给予宽容和接纳。当群体能够包容他们的特点和特殊需求，他们的生命力才可能得到舒展而非打压。

在刚才的案例中，为了帮"小天才"缓解社交带来的问题，在让他复学之前，班主任先跟班上的学生打了"预防针"，事先讲述这位同学的情况，引导大家以正确的方式对待这位"特殊"的小伙伴。

其次，我们要把"扬长"教育发挥到极致。发现孩子的闪光点，利用胜利者效应，激励孩子不断前进。

何为胜利者效应？它指的是胜利者更容易获得胜利的一种社会现象。2017年7月14日上线的《科学》杂志，刊登了浙江大学求是高等研究院系统神经与认知科学研究所和医学院神经科学研究中心的胡海岚团队的研究成果：人的大脑中存在一条介导"胜利者效应"的神经环路，它决定着，先前的胜利经历，会让之后的胜利变得更加容易。

理解大脑的认知规律，理解智能与情绪管理的"双轮驱动"，服务儿童毕生发展，是我们共同关注的命题。

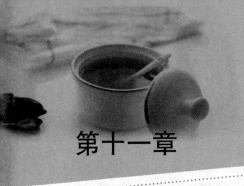

# 第十一章

# 儿童口腔健康预防保健管理策略

儿童是祖国的花朵，他们的健康状况直接关系到他们的成长和未来。在这个成长的过程中，儿童口腔健康扮演着至关重要的角色。牙齿不仅是用来咀嚼食物的工具，更是展露笑颜的自信之源。因此，关注和维护儿童口腔健康不仅是对他们眉宇间笑容的关怀，更是对他们美好未来的珍贵投资。

在当今信息快速传递的时代，我们越来越认识到儿童口腔健康问题不仅仅是个体问题，更是全社会关注的焦点。通过科学的口腔卫生教育和有效的预防措施，不仅可以保持儿时的口腔健康，还可以在儿童心中种下维护口腔健康的种子。本章会深入探讨儿童口腔健康的重要性，这不仅是为了维护他们儿时灿烂的微笑，更是为了助力他们未来人生能够健康、充实。

从牙齿的发育过程到口腔健康与全身健康的关系，再到如何在日常生活中培养良好的口腔卫生习惯，本章将全方位、多角度地探讨儿童口腔健康管理策略。通过深入挖掘知识，我们将为家长、教育者和社会提供切实可行的建议，共同努力维持儿童口腔健康。

让我们从以下几个方面一同踏上这趟口腔健康之旅，为儿童的笑容增添光彩，为他们的未来口腔健康奠定坚实的基础。

首先，我们将全面阐述儿童口腔健康的重要性。儿童牙齿的发育过程是一个复杂的过程，任何问题都可能影响到其成长。牙齿的健康与身体健康息息相关，牙齿问题不仅影响到营养摄取，还可能导致其他全身性疾病的发生。因此，及时关注儿童口腔健康问题，对于他们的全面发展至关重要。

其次，我们将探讨如何有效地管理儿童口腔健康。建立正确的口腔卫生习惯是关键所在，从儿童早期开始就应该培养刷牙、使用牙线等良好的习惯。控制饮食、定期口腔检查和采取预防措施也是维护儿童口腔健康的重要手段。

再者，我们还将讨论儿童口腔健康与心理健康的关系。口腔健康问题可能导致儿童自信心下降、人际关系紧张等问题。因此，关注儿童口腔健康不仅仅是为了他们的生理健康，更是为了他们的心理健康和社会适应能力。

最后，我们将分享一些实用的建议，帮助家长和教育者更好地参与儿童口腔健康的管理。家长和教育者的关爱与指导对于儿童口腔健康习惯的培养至关重要，他们可以通过言传身教、定期检查和及时治疗等方式，为儿童的口腔健康保驾护航。

通过以上内容的探讨和分享，我们希望能够唤起社会对儿童口腔健康的关注，引导家长和教育者更加重视儿童口腔健康问题，共同为儿童的健康和幸福奠定基础。

# 第一节　儿童口腔健康的重要性及与整体健康的关联性

## 一、儿童口腔健康的重要性

儿童口腔健康是构建整体健康的基石，对儿童的生活质量和未来的发展至关重要。口腔健康问题不仅会影响口腔自身，还可能对全身健康产生长远的影响。在儿童的成长阶段，正确的口腔卫生和健康习惯的培养不仅能够防止牙齿问题的发生，还有助于塑造他们良好的生活方式。

### （一）儿童口腔健康影响牙齿的发育

儿童的口腔健康直接影响他们的牙齿发育。乳牙的健康不仅影响食物的摄取和消化，还在很大程度上决定了儿童未来恒牙的健康状况。正常的牙齿对于咀嚼、语言发音和容貌的发展都具有关键性的作用。

### （二）儿童口腔健康影响全身健康

儿童时期是身体各个系统迅速发育的时期，口腔健康问题可能波及全身。例如，牙龈炎和龋齿不仅是口腔问题，还可能导致全身炎症和其他慢性疾病的风险增加。维持口腔的健康状态对于整体免疫系统的稳定和全身的发育都至关重要。

### （三）儿童口腔健康影响心理和社交

儿童时期是个性和社交发展的重要时期。口腔健康问题可能影响儿童的自尊心，引起社交困扰，甚至对学业产生负面影响。一口健康的牙齿不仅能够增加儿童的自信心，还有助于他们建立良好的人际关系。

强调儿童口腔健康的重要性意味着要采取预防为主的策略。通过教育家长和儿童正确的口腔卫生习惯，可以大大减少牙齿问题的发生。预防不仅能够减轻家庭的经济负担，还能够降低儿童在成年后面临的牙科治疗次数。

## 二、儿童口腔健康与整体健康的关联性

口腔健康不仅是一张美丽的笑脸所需，更是整体健康的镜子，反映出身体各个系统的状况。儿童时期的口腔健康问题，可能远超出我们表面看到的龋齿和牙龈问题，会对全身健康产生深远的影响。

### （一）导致全身炎症的危险

牙龈炎和牙周病不仅是局限在口腔内的问题，它们可能是全身炎症的源头。研究表明，慢性口腔炎症可能与其他慢性疾病如心血管疾病、糖尿病和风湿性关节炎等紧密相连。口腔炎症的存在可能加速炎症在其他器官和系统中的发展，进而增加全身慢性疾病的风险。

### （二）影响全身免疫系统

口腔是免疫系统的一个重要门户。慢性的口腔炎症可能干扰免疫系统的正常功能，使身体更容易受到感染。儿童时期，免疫系统的塑造至关重要，因此维护口腔健康对于全身免疫系统的健康至关重要。

### （三）牙周病菌与全身器官的关系

引起牙周病的细菌可能通过口腔组织进入血液循环，进而影响到其他器官。这些细菌可能与心脏病、脑卒中、肺炎等疾病的发生有关。特别是对于儿童，这种可能的全身影响更是需要引起关注。

### （四）牙齿问题对营养吸收的影响

牙齿健康问题可能导致儿童摄取食物时的疼痛或不适，从而影响他们的饮食选择。长此以往可能导致儿童对某些重要营养物质的摄取不足，影响全身的发育和健康状况。

### （五）心理健康与口腔健康的交互影响

口腔健康与心理健康之间存在着密切的关系。口腔问题可能引起儿童的疼痛和不适，影响他们的心理状态，甚至导致焦虑和抑郁等心理健康问题。反过来，心理健康问题可能影响口腔卫生习惯，如此往复，形成恶性循环。

### （六）儿童口腔健康对未来的影响

儿童时期建立的口腔卫生和健康习惯将对整个生命周期产生深远的影响。良好的口腔健康习惯不仅有助于保持健康的牙齿，还能够在成年后降低患慢性疾病的风险，如心血管疾病和糖尿病。

综合以上几点，在理解口腔健康与整体健康关联性的基础上，我们迫切需要采取综合性的儿童口腔健康管理策略。儿童口腔健康预防保健不仅在于保护牙齿，更在于维护整体健康和为儿童未来的健康打下坚实的基础。通过正确的教育和预防措施，争取让每名儿童都能享有健康和愉快的生活。

# 第二节　儿童口腔健康基础知识

口腔健康的基础知识有助于更好地理解口腔健康问题的根源，并采取适当的预防和治疗措施，以确保儿童拥有健康的口腔。

## 一、牙齿的发育过程

牙齿的生长发育是儿童发育的重要组成部分，它不仅是口腔结构的重要组成部分，而且对儿童的整体健康和生活质量有着重要影响。在儿童成长过程中，乳牙和恒牙的生长顺序尤为关键，对口腔健康具有至关重要的作用。

乳牙的生长是儿童口腔健康发展的首要阶段。乳牙是在儿童出生后逐渐生长出来的，通常在6个月到3岁之间全部长齐。这组乳牙不仅是儿童咀嚼食物的工具，还为恒牙的生长提供了空间和引导。因此，保持乳牙的健康对于儿童的口腔健康至关重要。

恒牙的生长顺序对口腔健康有着重要的影响。恒牙是在儿童乳牙脱落后逐渐长出的，一般从6岁开始，一直延续到青春期结束。恒牙的生长顺序应该是有序的，正常的生长顺序能够确保口腔结构的稳定和功能的正常发育。如果恒牙的生长顺序出现问题，可能会导致牙齿拥挤、错位等问题，影响口腔健康和美观。

因此，正确的乳牙和恒牙的生长顺序对于儿童口腔健康至关重要。在此期间需要密切关注儿童的牙齿生长情况，及时进行口腔检查，并在需要时为家长和监护人提供咨询并给出建议。通过良好的口腔卫生习惯、健康的饮食习惯及定期的口腔检查，可以确保儿童拥有健康、美丽的牙齿，为他们的成长和发展奠定良好的基础。

### （一）牙齿发育的阶段

1. 乳牙的生长

（1）中央切牙（中切牙）：通常在出生后6～10个月生长。这是儿童口腔中最先长出的牙齿，位于口腔的正中央，用于咬合和咀嚼。

（2）侧切牙：一般在出生后10～16个月生长。侧切牙位于中切牙的旁边，帮助儿童更好地咀嚼和处理食物。

（3）第一磨牙（第一小臼齿）：在1～1.5岁时生长。第一磨牙位于侧切牙的后面，是儿童咀嚼食物的重要牙齿。

（4）第二磨牙（第二小臼齿）：在2岁左右生长。第二磨牙位于第一磨牙的后面，进一步帮助儿童咀嚼和磨碎食物。

（5）尖牙：一般在1.5～2.5岁生长。尖牙位于第一磨牙和第二磨牙之前，有助于咀嚼和撕裂食物。

乳牙生长完成在3岁左右，所有的乳牙都会完成生长，形成一副完整的乳牙齿列。

2. 恒牙的生长

（1）第一磨牙（六龄齿）：一般在6岁左右生长。这是儿童口腔中第一个恒牙，开始替代乳牙。

（2）中央切牙（中切牙）：通常在6～8岁生长。恒牙中央切牙位于口腔的正中央，与乳牙的生长顺序相似。

（3）侧切牙：一般在7～9岁生长。恒牙侧切牙位于中央切牙的旁边，帮助儿童更好地咀嚼和处理食物。

（4）尖牙： 通常在9～12岁生长。尖牙位于侧切牙和第一磨牙之间，有助于儿童撕裂食物。包括尖牙、第一双尖牙和第二双尖牙。

第一前磨牙，也称为第一双尖牙。第一前磨牙的替换时间因个体而异，但通常在10～11岁完成替换。在替换期间，乳牙会逐渐松动和脱落，为新的恒牙留出空间并顶替上来。双尖牙是位于口腔侧面的牙齿，通常位于尖牙和磨牙之间。它们有时也被称为第一前臼齿。

第二前磨牙，也称为第二双尖牙。其替换时间通常在12岁左右，但实际时间会因个体差异而异。这些牙齿的萌出标志着恒牙替换乳牙的过程，是口腔发育中的一个重要阶段。

双尖牙的特点是具有两个尖端，一个位于唇侧，一个位于腭侧，因此得名。

双尖牙在口腔中起着重要的作用，用于切割和咀嚼食物。它们的形状使它们能够有效地研磨食物，为后续的消化过程做准备。

（5）第二磨牙（臼齿）： 一般在10～12岁生长。第二磨牙位于尖牙的后面，是儿童口腔中最后生长的恒牙。

（6）第三磨牙（智齿）： 一般在17～25岁生长。智齿是人类口腔中最后生长的牙齿，有时会引发口腔问题，需要拔除。

一旦恒牙开始萌出，它们通常会逐渐推动乳牙松动，并最终将其取代。在牙齿替换萌出期间，定期的口腔检查和牙科医师的建议是至关重要的，以确保恒牙的正常萌出，并及时处理任何潜在的问题。

**（二）牙齿的解剖结构**

牙齿是复杂而精密的器官，分为牙冠、牙颈和牙根。

**1. 牙冠**

（1）牙釉质： 是牙齿的最外层，是人体最坚硬的组织，用于保护牙齿免受外界损伤。

（2）牙本质： 位于牙釉质下，相对柔软，含有血管和神经。牙本质的存在使得牙齿具有一定的弹性，可以减轻咀嚼过程中的冲击。

（3）牙髓： 位于牙本质的中心，包含血管、神经和结缔组织。牙髓起到营养、感觉和修复牙齿的作用。

2. **牙颈**　位于牙冠和牙根交界处，是牙釉质逐渐变薄的区域，也是牙齿容易产生龋齿的部位。

3. **牙根**　位于颌骨中，通过牙龈连接到口腔，起到固定和支持牙齿的作用。

## 二、常见的口腔健康问题

### （一）龋齿

1. **形成过程**　龋齿是由于牙菌斑在牙齿表面形成，继而导致牙釉质的腐蚀和龋洞的形成。当细菌在牙齿表面积聚并与食物残渣结合时，产生酸性物质，会腐蚀牙釉质，逐渐形成龋洞。如果不及时治疗，细菌可能侵入牙髓，引起感染。

2. **危害**　龋齿会导致牙齿疼痛、敏感、咀嚼问题等不适症状。严重的龋齿可能会导致牙髓感染，进而需要进行根管治疗或拔牙，影响儿童的口腔健康、面部发育和生活质量。

3. **预防措施**　为预防龋齿，可采取多项管理措施，包括培养良好的口腔卫生习惯，调整饮食结构，定期口腔检查，应用氟化物治疗，采取专业防护措施及及时治疗等。

除了传统的预防措施外，中医药也提供了一些有益的管理措施。中医认为，龋齿与体内的阴阳失衡有关，可通过调理脾胃、清热解毒来预防和治疗。常用的措施包括采用中药口服或外用药膏来清热解毒、消炎止痛，如黄连、连翘等中药成分，或者口服中药来调理脾胃，增强体质。此外，对儿童来说，中医更推荐食疗，推荐一些具有清热解毒、滋阴养胃功效的食材，如绿豆、莲子、芦荟等，可搭配入饮食结构，促进口腔健康。

综合运用中医药与传统的口腔保健方法相结合，有助于提升儿童口腔健康水平，预防龋齿的发生。

### （二）牙龈炎

1. **症状**　牙龈炎的常见症状包括牙龈红肿、出血、牙龈退缩等。牙龈炎通常是由于牙菌斑在牙龈边缘积聚，导致炎症反应而发生。

2. **原因**　牙龈炎发生的主要原因是不良的口腔卫生习惯导致牙菌斑在牙龈边缘积聚。如果不及时清除牙菌斑，细菌会释放出有害毒素，导致牙龈组织发炎。

3. **危害**　若不及时治疗，牙龈炎可能演变为更严重的牙周病，损害支持牙齿的组织，进而影响牙齿的稳固性，甚至导致牙齿松动和脱落。

4. **预防措施**　虽然牙龈炎是一种常见的口腔疾病，但我们可以采取一些简单的预防措施有效降低其发生率。首先，保持良好的口腔卫生习惯至关重要。每天刷牙两次，使用牙线或牙间刷清洁牙缝，使用含氟漱口水，控制细菌，这些都是重要的步骤。定期洗牙也是预防牙龈炎的关键措施，它能够彻底清除牙菌斑和牙石，保持口腔清洁健康。另外，健康饮食也对预防牙龈炎起到重要作用。减少糖分和碳酸饮料的摄入，增加新鲜水果和蔬菜的摄入，有助于维持口腔内良好的酸碱平衡，减少细菌滋生。此外，定期就诊进行口腔检查也是预防牙龈炎的重要步骤，通过检查及时发现并治疗任何早期的口腔问题，防止问题进一步恶化。

除了现代医学的预防措施外，中医药也提供了一些有益于预防和缓解牙龈炎的措施。中医认为，牙龈炎往往与人体内部的阴阳失衡、气血不畅有关。因此，通过中医药的调理，可以改善口腔内部环境，从根本上预防和治疗牙龈炎。常用的预防方法包括口服中药调理，如黄连、黄芩、红花等，这些具有清热解毒、活血化瘀、健脾益气等功效，可缓解口腔炎症，促进牙龈愈合。此外，中医药还提倡调整饮食结构，避免食用辛辣刺激性食物，有助于降低口腔炎症的发生率。

需要注意的是，中医药的应用需要在专业医师的指导下进行，因为中药药性复杂，不当使用可能会导致不良反应。因此，在采用中医药预防牙龈炎时，最好先咨询中医师或口腔医师的建议，以确保安全有效。

**（三）牙齿畸形和牙齿排列异常**

1. **原因**　牙齿畸形可能由多种因素引起，包括遗传因素、咀嚼或吸吮习惯、早期牙齿缺失等。异常的牙齿排列或咬合问题可能会影响儿童的面部外观和语言发音。

2. **危害**　牙齿畸形可能导致儿童咀嚼功能障碍、面部不对称，甚至影响到咀嚼、说话和正常的面部表情。在一些严重情况下，牙齿畸形还可能导致颞下颌关节疼痛或功能障碍。

3. **预防措施**　预防牙齿畸形对于儿童口腔健康至关重要。为了避免牙齿畸形的发生，我们可以采取一系列预防措施。首先，定期进行口腔检查，有助于及早发现问题并采取相应的治疗措施。其次，养成良好的口腔卫生习惯，如正确刷牙、使用牙线和漱口水，以预防龋齿和牙周疾病的发生。此外，改掉不良习惯，如吮手指或使用奶嘴，有助于避免牙齿排列不正常。避免咬硬物或施加过多力量，以免导致牙齿移位或磨损。同时，及时治疗早期牙齿问题，如龋齿或牙周问题，可以防止进一步的牙齿损伤和畸形的发生。最后，如果有牙齿畸形家族史，应特别注意儿童的口腔健康，并在必要时寻求专业意见。通过这些预防措施，我们可以有效降低儿童牙齿畸形的发生率，保护他们的口腔健康，促进他们正常的面部发育和功能。

**（四）牙齿数目及形态异常**

牙齿数目及形态异常可能由多种因素引起，以下是一些常见的原因、伤害及预防措施。

1. 原因

（1）遗传因素： 遗传基因可能导致牙齿数目和形态异常，如牙齿过多或缺失。

（2）环境因素： 包括胎儿期的外界环境影响，如母体吸烟、药物使用等，可能影响牙齿的发育。

（3）损伤或外伤： 牙齿受到意外撞击或外伤可能导致牙齿数目减少或形态异常。

（4）营养不良： 营养不良或健康问题可能影响牙齿的正常发育。

2. 伤害

（1）牙列不齐： 牙列不齐可能导致咀嚼功能不良、牙齿清洁困难等问题，进而影响口腔健康。

（2）咬合问题： 牙齿数目和形态异常可能引起咬合问题，如开𬌗、反𬌗等，影响日常咀嚼和说话。

（3）牙齿功能障碍： 牙齿异常可能影响口腔的功能，如发音不清、吞咽困难等。

3. 预防措施

（1）定期进行口腔检查：及早发现并处理牙齿数目及形态异常问题。

（2）避免损伤： 注意避免口腔及牙齿的外伤，如参加对抗性强的体育活动时佩戴牙套。

（3）良好的饮食习惯： 营养均衡的饮食对牙齿发育至关重要，避免摄入过多的含糖食物和饮料。

（4）及时治疗： 如果发现牙齿数目或形态异常，及时就医并接受专业治疗，如矫正治疗等。

通过以上预防措施，可以有效减少牙齿数目及形态异常的发生，保护口腔健康。

## （五）牙齿外伤

牙齿外伤是口腔常见的问题，常见的原因包括意外摔跌、运动伤害、意外撞击等。处理方式取决于受伤的程度和具体情况，以下是一般情况下的处理方式。

1. 轻微外伤（如轻微撞击或轻微摔跌）

（1）温水漱口：用温水轻轻漱口，有助于清除口腔内的血液和污垢。

（2）冷敷：将冰袋或冷敷物（如冰块包裹在毛巾里）轻轻按在受伤部位，有助于减轻疼痛和肿胀。

2. 严重外伤（如牙齿松动或脱位）

（1）立即就医：尽快就诊，特别是在牙齿松动或脱位的情况下，需要专业医师进行检查和处理。

（2）保护受伤牙齿：在就医前，尽量避免触摸、挤压或移动受伤的牙齿，以免加重伤情。

3. 牙齿断裂或掉落

（1）保存断裂牙齿：如果牙齿断裂或掉落，尽量将其保存在生理溶液中（如生理盐水，或者含在舌下，注意不要误吞）或牛奶中，以保证牙齿存活。

（2）立即就医：尽快就诊，可能需要修复或置入受伤的牙齿。

4. 牙齿出血或疼痛

（1）压迫止血：用纱布或干净的布块轻轻压迫出血的部位，帮助止血。

（2）使用镇痛药：如有需要，可以服用适量的镇痛药，如布洛芬或对乙酰氨基酚，但要按照医师或药品说明书上的建议用量使用。

（3）无论受伤程度如何，都建议尽快就医，特别是在牙齿松动、脱位或断裂的情况下，以便及时进行检查和处理，防止伤势加重。

通过普及这些措施，家长和儿童可以更好地理解和实践口腔健康管理，从而保持健康的牙齿和口腔。

当谈论儿童口腔健康的基础知识时，除了了解牙齿的生长过程和常见的口腔问题外，还可以加入一些普及的措施，以帮助家长和儿童更好地理解和实践口腔健康管理。

**刷牙技巧**：传授正确的刷牙技巧是至关重要的。指导儿童如何正确刷牙，包括刷牙时间、刷牙动作、刷牙顺序等。可以建议家长和儿童使用定时器或刷牙应用程序来确保每次刷牙都达到了足够的时间。

**使用牙线和漱口水**：强调使用牙线和漱口水的重要性，特别是在儿童牙齿紧密的地方清洁更为重要。提供简单易懂的示范，帮助儿童掌握正确的使用方法。

**控制糖分摄入**：向家长和儿童普及糖分摄入对口腔健康的影响。建议选择低糖或无糖替代品，限制食用高糖食物和饮料的频率与数量。

**健康饮食**：强调健康饮食对口腔健康的重要性。推荐食用高纤维食物、富含钙和维生素的食物，并提醒避免过量摄入酸性食物和饮料。

**定期进行口腔检查**：解释定期进行口腔检查对于早期发现口腔问题的重要性，并鼓励家长建立儿童的牙医预约习惯。提醒家长每年至少带儿童去一次牙医处进行口腔检查。

**对儿童牙齿定期涂氟**：氟化物是一种常用于口腔保健的化学物质。涂氟是指在牙齿表面涂抹氟化物，以增加牙齿对酸蚀的抵抗力，并促进牙釉质的再矿化。这有助于预防龋齿的发生，并减少牙齿的脱矿现象。氟化物的应用应由口腔专业人员进行，通常在口腔诊所或牙科医师诊室进行。

**对于萌出的磨牙，窝沟较深的及时进行窝沟封闭**：牙齿窝沟封闭是一种预防龋齿的方法。窝沟是牙齿表面的凹陷，容易积聚食物残渣和细菌，成为龋齿的发生地。窝沟封闭时，牙医会在窝沟内涂上一层密封剂，以填充凹陷部分，阻止食物残渣和细菌的积聚，从而减少龋齿的发生。这种方法通常在儿童的恒牙萌出后进行，以保护新长出的牙齿免受龋齿的侵害。牙齿窝沟封闭是一种简单、有效的预防龋齿的措施，有助于维护口腔健康。

# 第三节　口腔卫生教育

## 一、家庭口腔卫生教育的重要性

家庭口腔卫生教育在儿童口腔健康中扮演着至关重要的角色。通过向家长传递正确的口腔卫生知识，培养儿童良好的口腔卫生习惯，预防口腔健康问题的发生。

### （一）预防性教育

家庭是儿童最早接受教育的地方，从家庭来灌输正确的口腔卫生知识，可以帮助儿童养成良好的口腔卫生习惯，从而预防龋齿、牙龈炎等口腔健康问题的发生。

### （二）习惯养成

家庭是塑造儿童习惯的重要环境，通过家长的引导和示范，可以帮助儿童养成刷牙、漱口等良好的口腔卫生习惯。这些习惯在儿童成长过程中将持续发挥作用，对口腔健康有着长远的影响。

### （三）激发兴趣

家庭口腔卫生教育不仅是告诉儿童应该怎样做，更重要的是激发他们对口腔健康的兴趣和自我管理的意识。家长可以通过趣味性的方式，如讲故事、做游戏等，使儿童更愿意参与口腔卫生活动。

### （四）建立沟通桥梁

家庭口腔卫生教育也是家长与儿童沟通的重要桥梁。家长可以借此机会与儿童建立良好的沟通关系，了解他们的口腔健康情况，及时发现问题并进行干预。

### （五）形成家庭卫生习惯

家庭口腔卫生教育不仅影响儿童，也对整个家庭的口腔健康产生影响。家长和其他家庭成员能够成为儿童的榜样，共同形成良好的家庭口腔卫生习惯，提升全家人的口腔健康水平。

因此，家庭口腔卫生教育是预防儿童口腔健康问题的重要途径，对于儿童的口腔健康和全面发展具有不可替代的作用。

## 二、儿童口腔卫生教育计划

### （一）幼儿阶段的口腔卫生教育

在幼儿阶段，通过游戏和图画向儿童传达刷牙的重要性是非常有效的方法。可以利用有趣的卡通形象或故事，让儿童了解刷牙的目的和方式。同时，使用儿童牙刷和口味适宜的牙膏可以增加他们对口腔卫生活动的兴趣。此外，鼓励家长与幼儿一同刷牙，可以建立良好的家庭口腔卫生习惯，让幼儿在亲近的环境中学会正确的刷牙方式。

### （二）学龄前儿童的口腔卫生教育

针对学龄前儿童，需要强调刷牙的频率，建议每天至少刷牙两次，早晚各一次。同时，教导正确的刷牙技巧也非常重要，包括上下腭、内外侧的全面清洁，以确保彻底清除牙菌斑。鼓励使用牙线或牙线棒清理牙刷难以到达的地方，如牙齿间隙，有助于预防龋齿和牙龈炎的发生。

### （三）学龄期儿童的口腔卫生教育

在学龄期，需要向儿童传递口腔健康与整体健康的关联性，让他们意识到保持口腔健康对身体健康的重要性。同时，要强调不良口腔习惯（如咬指甲、咬物品）的危害，提醒他们及时改正这些不良习惯。另外，提供关于饮食和生活习惯对口腔健康的影响的信息也是必要的，如限制糖分摄入、避免咬硬物等，以帮助他们保持良好的口腔健康。

这些针对不同年龄段儿童的口腔卫生教育计划，有助于培养他们良好的口腔卫生习惯，预防口腔健康问题的发生，从而保障他们长期的口腔健康。

### 三、教授正确的刷牙和使用牙线的技巧

#### （一）选择适合儿童的牙刷和牙膏

选用软毛的儿童牙刷，头部大小适中，以便适应他们口腔的大小和结构，避免对牙齿和牙龈造成不必要的刺激。

对于3岁以上并且吞咽功能已经发育完全的儿童，建议选择含氟的儿童牙膏，因为氟化物有助于预防龋齿。然而，使用时应注意用量要适度，避免过量吞咽氟化物引起氟中毒。

#### （二）刷牙的正确姿势

示范正确的刷牙姿势，包括刷牙时牙刷的角度和运动方式。应将牙刷45°倾斜放在牙龈线与牙齿交界处，以短而轻柔的运动来清洁牙齿表面，或者用儿童简单易学的"打圈"法，建议使用巴斯刷牙法。

鼓励上下腭、内外侧全方位刷洗，特别注意牙龈线，确保彻底清除牙菌斑。

#### （三）牙线和漱口水的使用方法

教导使用适合儿童的牙线，培养他们定期使用的习惯。牙线可用于清洁牙齿间的食物残渣和牙菌斑，对于预防龋齿和牙龈炎非常重要。

演示漱口水的正确使用方法，提醒他们不要过量使用。漱口水可以帮助杀灭口腔中的细菌，减少口腔异味和预防口腔疾病的发生。

### 四、鼓励定期检查口腔卫生

#### （一）定期检查的重要性

解释定期检查口腔卫生对于早期发现口腔问题的重要性。定期检查有助于发现并及早治疗口腔问题，防止其进一步恶化，保护儿童的口腔健康。

鼓励家长建立儿童的牙医预约习惯，每年至少进行一次口腔检查，以

确保口腔问题得到及时发现和处理。

### （二）检查前的准备工作

提供关于牙医诊所的正面信息，向儿童解释牙医会帮助他们保持健康的牙齿和牙龈，以缓解他们的紧张情绪。

与儿童一同制定口腔卫生目标，如每天刷牙两次，使用牙线等，鼓励他们积极参与口腔卫生活动，并奖励他们的积极表现，以增强他们的口腔卫生意识和良好的习惯的养成。

## 五、口腔卫生教育

口腔卫生教育是预防口腔疾病的重要组成部分，以下是一些管理措施。

### （一）定期开展口腔卫生教育活动

学校、社区或医疗机构可以定期组织口腔健康讲座、宣传活动等，向儿童和家长普及口腔卫生知识，提高他们的意识和认知。

### （二）制订口腔健康教育计划

开展系统的口腔健康教育计划，包括制订教学大纲、教学计划和编写教材等，确保教育内容系统全面。

### （三）开展口腔健康知识竞赛

通过举办口腔健康知识竞赛或游戏等形式，激发儿童学习口腔卫生知识的兴趣，增强他们的学习积极性。

### （四）利用多媒体手段进行教育

利用视频、动画、互动软件等多媒体手段，形象生动地向儿童展示正确刷牙、使用牙线等口腔卫生技巧，提高教育效果。

### （五）家庭口腔卫生教育

向家长传授正确的口腔卫生知识和教育方法，引导他们成为儿童口腔卫生的良好榜样，建立健康的家庭口腔卫生环境。

### （六）建立口腔卫生教育团队

组建口腔卫生教育专业团队，包括口腔医师、口腔卫生师、教育专家等，共同参与口腔卫生教育工作，提高教育的专业性和针对性。

### （七）定期评估和调整教育方案

根据实际情况，定期评估口腔卫生教育的效果，及时调整教育方案和策略，确保教育工作的持续有效性。

通过以上管理措施，可以全面提升口腔卫生教育的质量和覆盖范围，有效预防口腔疾病的发生，促进儿童口腔健康的提升。同时，家庭可以成为儿童口腔健康的第一道防线，助其培养良好的口腔卫生习惯，确保儿童在成长过程中拥有健康的牙齿和口腔。

# 第四节　饮食和生活习惯对口腔健康的影响

## 一、饮食对口腔健康的影响

### （一）糖分

1. 与龋齿的关系　研究表明，高糖饮食与龋齿之间存在密切的关系。过量的糖分为口腔中的细菌提供了生长所需的营养，导致牙菌斑的形成，从而引发龋齿。当细菌在牙齿表面与糖分结合后，它们会产生酸性物质，侵蚀牙釉质，最终形成龋洞。

2. 建议减少糖分摄入　控制糖分的摄入量，特别是那些容易黏附在牙齿表面的食物，如糖果、巧克力、甜饮料等。此外，注意减少吃甜食的次数，避免让糖分长时间留在口腔中，以降低龋齿的风险。

3.制订健康的糖分摄入计划

（1）有计划的糖分摄入： 将糖分摄入限制在主要的餐时，减少口腔频繁的糖分暴露。在主要的餐时摄入糖分可以减少口腔中细菌的代谢次数，减少酸性物质对牙齿的侵蚀。

（2）选择低糖或无糖替代品： 儿童的零食和饮料尽量选择低糖或无糖的替代品，如含有天然甜味剂的水果或饮料。这样可以减少对牙齿的不良影响，同时满足儿童的甜食欲望。

（3）通过控制饮食，减少酸性食物和饮料的摄入，以及制订健康的糖分摄入计划，可以有效地保护儿童的口腔健康，预防龋齿和其他口腔问题的发生。这些措施不仅有助于维持口腔健康，也有益于儿童的整体健康。

## （二）酸性食物和饮料

酸性食物和饮料包括柑橘类水果、碳酸饮料等，它们的酸性物质容易导致牙齿腐蚀。因此，建议减少这些食物和饮料的摄入量，或在摄入后及时漱口以中和口腔酸度。

## （三）利于口腔健康的食物

1.**高纤维食物** 蔬菜、水果和全谷类食物富含纤维，有助于口腔健康。这些食物能够刺激唾液的分泌，帮助稀释口腔中的酸性物质，减轻牙齿受到酸蚀的程度。

2.**富含钙和维生素的食物** 奶制品、坚果和鱼类等可提供牙齿所需的营养。钙是构建牙齿和维持健康的重要元素，维生素则有助于促进牙龈组织的健康，增强抵抗力，预防牙龈疾病的发生。

# 二、口腔习惯对口腔健康的影响

## （一）咬指甲和咬物体的危害

咬指甲和咬物体是一些不良的口腔习惯，可能导致多种问题。当儿童频繁地咬指甲或咬物体时，牙齿可能会受到不同程度的损伤，包括牙齿磨损、牙齿移位和牙龈创伤。这些不良习惯还可能引起牙齿隐裂、牙釉质磨损，增加牙齿敏感性。在严重情况下，还可能导致颞下颌关节的问题，影响口腔健康和功能。

**（二）如何帮助儿童戒掉不良的口腔习惯**

1. **正面激励** 使用正面激励和奖励系统来鼓励儿童戒掉这些不良习惯。当儿童成功戒除咬指甲或咬物体的行为时，及时给予表扬和奖励，强化积极的行为。

2. **寻找替代方法** 提供一些替代方法，如咀嚼口香糖或使用咬嚼玩具来满足儿童口腔的刺激需求。口香糖和咬嚼玩具可以提供口腔活动，帮助儿童分散注意力，减少咬指甲或咬物体的冲动。

帮助儿童戒除不良的口腔卫生习惯需要家长和监护人的耐心与引导，同时也需要建立积极的激励机制，让儿童在健康的环境中养成良好的口腔卫生习惯。

# 第五节　口腔疾病预防措施

## 一、使用氟化物

氟化物在儿童口腔健康中发挥着重要作用，可以有效预防龋齿的发生。

### （一）氟化牙膏和漱口水的使用

1. **氟化牙膏的使用建议** 使用含氟的牙膏有助于强化牙釉质，减少龋齿的发生。建议儿童根据年龄使用不同浓度的氟化牙膏。对于幼儿，应选择低浓度的氟化牙膏，以防止过量吞咽。

2. 漱口水的使用建议　儿童可以使用含氟的漱口水，但应遵循医师或牙医的建议，以确保氟化物摄入量适当。漱口水能够在口腔中提供额外的氟化物，有助于加强牙釉质，减少龋齿的风险。

（二）氟化水的影响与使用建议

1. 氟化水的效果　饮用氟化水有助于预防龋齿，因为氟化物能够加固牙釉质，降低牙齿腐蚀的风险。研究表明，生活在氟化水供应区域的儿童患龋齿的概率明显较低。

2. 使用建议　若家庭所在地的自来水中含有足够的氟化物，这其实是一种良好的预防措施。然而，如果水中氟化物含量较低，可以考虑使用氟化水或儿童氟化片，但需要咨询专业医师的意见，以确定适当的氟化物摄入量。

使用氟化物是一种简单而有效的口腔健康保护措施，可以在日常生活中帮助儿童保护牙齿健康，并预防龋齿的发生。可以带儿童定期去牙医处，进行医用级氟保护漆的涂抹以保护牙齿。

## 二、窝沟封闭和其他防护措施

### （一）窝沟封闭

1. 适用对象　窝沟封闭主要适用于儿童的磨牙，因为这些带有窝沟解剖结构的牙齿容易在儿童时期发生龋齿。第一磨牙通常在儿童口腔中最先出现，因此预防第一磨牙龋齿尤为重要。

2. 效果　窝沟封闭是一种透明的保护层，通常由牙医涂覆在牙齿表面。它能够阻止细菌和食物残渣侵蚀牙齿，降低儿童患龋齿的风险。通过覆盖牙齿的凹槽和裂缝，窝沟封闭有效地防止了细菌的滋生，保护牙齿免受龋病的侵害。

## （二）其他口腔防护措施

1. **口腔卫生教育** 为儿童提供详细的口腔卫生教育，培养良好的刷牙和使用牙线的习惯。通过教育和示范，儿童可以学会正确的口腔卫生技巧，从而有效预防牙齿问题的发生。

2. **定期进行口腔检查** 定期由专业的牙医进行口腔检查，及时发现和处理潜在的口腔问题。定期的口腔检查有助于早期发现牙齿问题，如龋齿或牙龈疾病，并及时采取相应的治疗措施，保护儿童的口腔健康。

通过窝沟封闭和其他口腔防护措施，可以有效地预防儿童的龋齿发生，保护他们的牙齿健康。同时，口腔卫生教育和定期进行口腔检查也是维护儿童口腔健康的重要措施，应该得到重视和实施。

## 三、早期干预口腔问题

在儿童成长过程中需要注意的口腔问题是错位咬合（"不良咬合"）以及吮指等不良口腔习惯等。如图11-5-1所示。

这些情况需要及早由专业口腔正畸科医师进行全面评估。早期干预可以带来许多好处，因此家长应该尽早咨询专业医师。

除此之外，如果家长注意到儿童有以下任何问题，也应该让口腔正畸医师进行检查：

·乳牙提前或延后脱落。

·咀嚼或咬合困难（吃饭慢）。

·用嘴呼吸（上唇短，下颌后缩）。

·开颌下颌移动时有声音（弹响，摩擦音）。

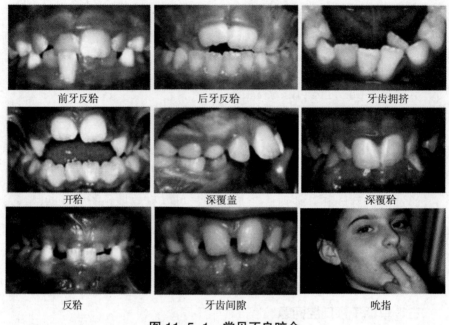

| 前牙反𬌗 | 后牙反𬌗 | 牙齿拥挤 |
| 开𬌗 | 深覆盖 | 深覆𬌗 |
| 反𬌗 | 牙齿间隙 | 吮指 |

**图 11-5-1　常见不良咬合**

· 语言障碍（吐字不清）。

· 后牙咬脸颊或牙齿前牙咬合时咬到上腭。

· 脸部长的不对称（大小脸）。

· 牙齿反咬合，开𬌗，拥挤，前突明显等。

最终，通过与父母、儿童牙医和正畸医师的协商，可以制订个性化的早期干预方案，以解决口腔问题，促进儿童的口腔健康和正常发育。

综上所述，通过使用氟化物、窝沟封闭和其他口腔防护措施，以及早期干预，可以有效预防和处理儿童口腔健康问题，确保他们拥有健康而美丽的牙齿。

# 第六节 牙医定期检查

## 一、建立定期的牙科检查习惯

建立定期的牙科检查习惯对于儿童口腔健康至关重要。定期的口腔检查有助于及早发现潜在问题，采取相应的预防和治疗措施。

### （一）定期性

建议儿童每6个月进行一次口腔检查，以确保口腔健康状况的持续监测。这种频率可以确保任何问题都能够及早被发现，并在问题变得更加严重之前加以处理。

### （二）早期预约

家长可以在儿童牙齿出现问题之前就定期预约检查，确保及时发现问题。提前预约有助于避免等待时间过长，确保在合适的时间内得到专业的口腔检查。

建立这样定期检查的习惯不仅可以保护儿童的牙齿和牙龈健康，还可以培养他们终身关心口腔健康的习惯，从而在长期的生活中保持良好的口腔卫生习惯。

## 二、牙医的作用和建议

### （一）牙医在口腔健康管理中的作用

1. 早期发现问题　牙医凭借专业的设备和经验，能够早期发现口腔健康问题，包括龋齿、牙龈炎等，从而及时采取治疗措施，防止问题进一步恶化。

2. 个性化建议　根据儿童的口腔状况，提供个性化的口腔健康建议。

这些建议可能涉及刷牙技巧、饮食习惯、口腔卫生产品的选择等方面，以帮助儿童维护良好的口腔健康。

3. 口腔疾病治疗　在发现口腔问题后，提供相应的治疗方案。这可能包括洗牙、补牙、牙齿矫正等治疗方法，以恢复口腔健康。

### （二）牙医的建议与治疗方案

1. 口腔卫生建议　牙医应详细解释正确的刷牙方法和使用牙线的技巧，以及口腔卫生的其他重要方面。根据实际情况建议使用含氟牙膏，定期漱口及保持口腔清洁。

2. 饮食建议　根据儿童的口腔状况，牙医应提供适当的饮食建议。这可能包括控制糖分摄入，增加高纤维食物和含钙食物的摄入等，以维护牙齿和牙龈的健康。

3. 预防措施　基于口腔检查的结果，牙医应制订预防措施，如窝沟封闭、氟化物治疗等，以降低患龋齿的风险。

4. 牙齿矫正建议　如果发现儿童存在牙齿错位等问题，牙医应提供相应的牙齿矫正建议。这可能涉及传统的牙齿矫正器、固定矫正器、硅胶矫治器及隐形矫正器或者联合治疗等治疗方案。

5. 口腔健康教育　牙医应向儿童和家长提供口腔健康教育，帮助他们更好地理解口腔健康的重要性，并建立良好的口腔卫生习惯。这包括口腔疾病的预防、口腔健康维护的重要性等方面的知识。

通过牙医的建议和治疗方案，儿童可以获得针对性的口腔健康管理，保持口腔健康，并培养良好的口腔卫生习惯。

# 第七节  口腔健康问题的应对措施

## 一、牙痛和其他口腔健康问题的处理

### （一）牙痛

1. **龋齿引起的牙痛**  如果牙痛是由龋齿引起的，建议尽早就医，接受洗牙、补牙等治疗。治疗方法包括龋齿清除，并根据情况进行填充或根管治疗，以消除疼痛。

2. **牙齿敏感性引起的牙痛**  对于牙齿敏感性引起的疼痛，可以尝试使用抗敏牙膏，这种牙膏含有特殊成分，有助于减轻牙齿敏感度。此外，避免食用过热或过冷的食物。给予患儿及家长咨询服务并提供专业的建议，助其了解如何有效缓解敏感。

3. **其他原因引起的牙痛**  牙龈问题、下颌下腺炎等也可能引起牙痛，需要详细检查并提供相应治疗。治疗可能包括口腔清洁、药物治疗或其他手术干预，具体取决于病因和病情的严重程度。

### （二）其他口腔健康问题

1. **牙龈炎**  定期刷牙，使用牙线和漱口水，以及定期进行口腔检查有助于预防和控制牙龈炎。如果牙龈已出现症状，如红肿、出血等，应尽早就医。治疗方法包括牙龈清洁，给予抗生素药物或其他治疗，以控制炎症。

2. **口腔溃疡**  对于口腔溃疡，可以使用含有舒缓成分的漱口水，如盐水或含有苯扎溴铵等成分的漱口水。同时，避免食用刺激性食物，保持口腔卫生，定期刷牙，并避免用力刷牙。如果溃疡持续或加重，应及时就医，以获得专业的治疗。

3. **牙菌斑及色素沉着**  牙菌斑和色素沉着是口腔健康中常见的

问题。

（1）儿童牙菌斑和色素形成的原因：①不良的口腔卫生习惯： 不规律的刷牙、刷牙时间不足、刷牙技巧不正确等会导致口腔中细菌群体的积累，从而形成牙菌斑。②饮食因素： 过多摄入含糖食物和饮料会给细菌生长提供良好的营养条件，促进牙菌斑的形成。另外，儿童食品中添加的各种色素会使牙齿表面出现色素沉着。③口腔内环境： 口腔内的酸碱平衡失调、唾液分泌减少、口干等情况也会增加牙菌斑和色素沉着的风险。④遗传因素： 遗传因素可能会影响儿童牙齿的牙釉质质地，使其更容易受到色素沉着的影响。⑤口腔解剖结构：在间隙较小或者咬合关系不良的情况下，牙齿容易积聚食物残渣和牙菌斑，从而形成色素沉着。

（2）牙菌斑及色素沉着的处理：①良好的口腔卫生习惯：每天至少刷牙两次，每次刷牙至少2分钟，使用牙线或牙间刷清洁牙缝，有助于清除牙菌斑。②定期洗牙：定期洗牙以彻底清除牙菌斑、色素和牙石，保持口腔清洁（图11-7-1）。③使用含氟漱口水：含氟漱口水可以减少口腔中的细菌数，预防牙菌斑的形成。

良好的口腔卫生习惯是预防和处理牙菌斑和色素沉着的关键。定期进行口腔检查和洗牙也是保持口腔健康的重要步骤。如果色素沉着严重或影响美观，建议咨询专业的牙医，寻求适当的治疗方案。

综上所述，儿童牙菌斑和色素的形成与口腔卫生习惯、饮食习惯、口腔内环境、遗传因素及口腔解剖结构等因素密切相关。因此，通过良好的口腔卫生习惯、健康饮食、定期的口腔检查和洗牙，可以有效预防和减少儿童牙菌斑和色素沉着的发生。

通过及时处理牙痛和其他口腔健康问题，可以减轻疼痛，预防问题的进一步恶化，并维护口腔健康。

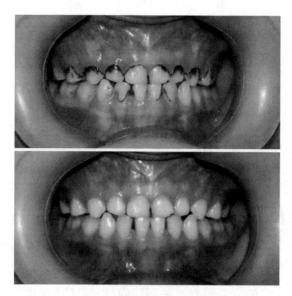

图 11-7-1　洗牙缓解牙菌斑及色素沉着

## 二、寻求专业医疗建议的重要性

### （一）家长在发现问题时的应对策略

1. **及时就医**　如果发现儿童出现口腔健康问题，尤其是牙痛、牙龈出血等症状，应及时就医，不要拖延。

2. **不要自行处理**　家长不应自行处理儿童口腔问题，以免延误病情。专业牙医能够准确诊断问题并提供有效的治疗方案。

### （二）医疗专家提供的支持与治疗

1. **诊断与治疗**　通过详细的检查确定口腔问题的原因，并提供相应的治疗方案，包括药物治疗、手术治疗等。

2. **预防建议**　为儿童和家长提供口腔健康的预防建议，包括正确的刷牙技巧、饮食习惯等。

3. **口腔健康教育**　提供关于口腔健康的教育，帮助家长和儿童更好地理解口腔健康的重要性，并促使他们养成良好的口腔卫生习惯。

通过及时寻求专业医疗建议，可以更好地处理口腔健康问题，确保儿童获得有效的治疗和关心。

# 第八节　小　结

## 一、儿童口腔健康管理的重要组成部分

### （一）口腔健康基础知识

了解儿童牙齿的发育过程、解剖结构及常见的口腔健康问题，为有效的管理提供基础。这包括了解乳牙和恒牙的生长顺序，以及牙齿的解剖结构，如牙冠、牙颈和牙根。

### （二）口腔卫生教育

通过家庭口腔卫生教育计划，教授正确的刷牙和使用牙线的技巧，以及宣传定期的口腔卫生检查的重要性。这有助于培养儿童良好的口腔卫生习惯，预防口腔健康问题的发生。

### （三）饮食和生活习惯对口腔健康的影响

强调健康饮食，控制糖分摄入，以及避免不良的口腔习惯，对口腔健康至关重要。了解食物对口腔健康的影响，并采取正确的饮食和生活习惯，可以降低口腔疾病发生的风险。

### （四）口腔疾病预防措施

包括使用氟化物、窝沟封闭等预防措施，以及及时的早期干预，有助于预防口腔问题的发生。这些措施可以加强牙齿的保护，减少龋齿和其他口腔疾病的发生率。

### （五）牙医定期检查

建立定期的牙科检查习惯，与牙医密切合作，及时发现并处理口腔问题。定期的口腔检查有助于及早发现潜在问题，采取相应的预防和治疗措施，确保口腔健康的良好状态。

### （六）口腔健康问题的应对措施

提供如何处理牙痛和其他口腔健康问题的建议，以及强调在发现问题时寻求专业医疗建议的重要性。及时处理口腔健康问题可以减轻疼痛，预防问题的进一步恶化，并维护口腔健康。

## 二、强调预防和定期口腔保健的重要性

在儿童口腔健康管理中，预防的重要性不容小觑。预防措施不仅可以降低口腔问题的发生率，还能够减少口腔治疗的需求，提高儿童的生活质量。

第一，建立健康的口腔卫生习惯是预防口腔问题的基础。儿童应该学会正确刷牙和使用牙线的技巧，并养成每天刷牙两次、每次刷牙2分钟的良好习惯。此外，定期更换牙刷，使用含氟牙膏和漱口水等也是维护口腔健康的重要措施。

第二，饮食对口腔健康有着重要影响。控制糖分摄入，避免频繁食用高糖食物，选择健康的膳食结构是预防龋齿的关键。此外，饮水、食用富含钙和富含维生素的食物也有助于维持口腔健康。

第三，使用氟化物是一种有效的预防口腔问题的手段。氟化物能够加固牙釉质，减少牙齿腐蚀的风险，从而降低患龋齿的可能性。儿童应使用含氟牙膏，并根据牙医建议定期接受氟化物治疗，以保护牙齿的健康。

第四，定期的口腔保健措施至关重要。定期的口腔检查和清洁可以帮助发现口腔问题的早期迹象，并及时采取措施加以解决。早期干预是非常

重要的，特别是对于牙齿错位等问题，及早的治疗可以避免问题的进一步恶化，保障儿童口腔健康。

总的来说，通过强调预防措施和定期的口腔保健，可以有效地降低儿童口腔问题的发生率，提高儿童的口腔健康水平。家长和教育者应该重视儿童口腔健康管理的重要性，积极引导儿童养成良好的口腔卫生习惯，定期接受口腔检查和治疗，从而保护他们的牙齿和口腔健康。

### 三、鼓励家长和教育者积极参与儿童口腔健康

家长和教育者积极参与儿童口腔健康管理至关重要。他们在儿童的口腔健康管理中扮演着重要的角色，通过他们的关注和引导，可以有效地促进儿童的口腔健康。以下是家长和教育者可以积极参与的一些方面。

#### （一）口腔卫生教育

家长和教育者应该向儿童传授正确的口腔卫生知识，教导他们正确的刷牙和使用牙线的方法，以及养成定期刷牙、定期洗牙的习惯。

#### （二）饮食和生活习惯的指导

家长和教育者应该关注儿童的饮食习惯，鼓励他们多食用健康的食物，少摄入高糖食品，避免不良的口腔习惯，如咬指甲等。

#### （三）定期牙科检查

家长应该带儿童定期到牙医处进行口腔检查，及时发现和处理口腔问题，保障儿童口腔健康。

#### （四）支持和配合治疗

当儿童需要接受口腔治疗时，家长应该给予他们足够的支持和理解，帮助他们克服治疗过程中的恐惧和焦虑。

#### （五）与专业医师合作

家长和教育者应该与专业的牙医合作，密切关注儿童的口腔健康状

况，共同制订和实施适合儿童的口腔健康管理方案。

通过家长和教育者的积极参与，儿童能够更好地理解口腔健康的重要性，从而养成良好的口腔卫生习惯。这将有助于他们终身的口腔健康，并为他们的身心健康打下良好的基础。

在这趟口腔健康管理的旅程中，我们不仅是在为儿童未来的生活质量投资，更是在关注他们的自信、快乐成长。每一次关注和努力，都是为了确保儿童能够在健康、灿烂的笑容中茁壮成长，迎接美好的未来。

儿童时期是人生最为关键的阶段之一，是他们建立自我认知、塑造个性、发展潜能的时期。而良好的口腔健康不仅是他们生理健康的保障，更是心理健康和自我形象的重要支持。健康的牙齿和口腔不仅让他们更自信地面对世界，还能够增加他们的社交能力，提升生活品质，从而在童年时期就享受到快乐和幸福。

通过家长、教育者和社会各界的共同努力，我们可以为每名儿童提供良好的口腔健康管理，为他们的成长铺平道路。定期的口腔检查、口腔健康教育、良好的口腔卫生习惯培养等，都是我们关注儿童口腔健康的重要举措。只有在全社会的共同努力下，我们才能够让每名儿童都拥有健康、自信和快乐的童年，为他们的美好未来奠定坚实的基础。

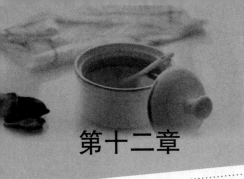

# 第十二章

# 儿童体重管理策略

## 第一节　儿童健康体重

### 一、世界各国对儿童健康体重的概念

世界各国对儿童健康体重的概念大体上相似，但具体的标准和计算方法可能因国家、地区和组织而异。以下是一些常见的国际儿童健康体重标准。

1. 世界卫生组织（WHO）标准　WHO定期发布儿童生长标准，包括体重、身高和头围等指标。这些标准基于全球多个国家的儿童生长数据，旨在提供一个国际通用的参考范围。根据WHO标准，儿童的体重应根据年龄和性别进行评估，并与相应的生长曲线进行比较。

2. 美国疾病控制与预防中心（CDC）标准　CDC也发布了针对美国儿童的生长标准，包括体重、身高和体重指数（BMI）等指标。这些标准基于美国国家健康和营养调查（NHANES）的数据，用于评估儿童的生长和发育情况。CDC提供了在线工具，家长和医师可以输入儿童的年龄、性别、身高和体重数据，得到与标准曲线的比较结果。

3. 其他国家和地区标准　除了WHO和CDC标准外，其他国家和地区也可能制定自己的儿童生长标准。这些标准基于本地区的儿童生长数据，可能与国际标准有所不同。因此，在比较不同国家或地区的儿童健康体重时，需要注意参考的标准和计算方法。

总的来说，各国对于儿童健康体重的概念都是基于儿童的年龄、性别和生长曲线来评估的。家长和医师可以通过比较儿童的体重与相应标准的差异，及时发现生长问题并采取相应的干预措施。

## 二、我国儿童健康体重概念

儿童健康体重的标准因年龄和性别而异。以下是一些常见的标准：

· 新生儿出生时平均体重是3kg。

· 3～4个月时平均体重为6kg，约为出生体重的2倍。

· 1岁时为9kg，约为出生体重的3倍。

· 2岁时为12kg。

· 对于2岁以上的儿童，标准体重可以通过年龄公式来计算：体重（kg）=年龄×2+8。例如，3岁儿童的标准体重一般在14kg左右。

此外，BMI也是常用的判断健康体重的指标。BMI的计算方法是体重（kg）除以身高（m）的平方。根据身高和体重的测量数据，可以计算出一名儿童的BMI，然后在相应的年龄和性别BMI曲线图中找到对应的位置，与标准进行比较。

注意，每名儿童的生长发育都有所不同，这些标准仅作为参考。如果儿童的体重增长明显高于或低于正常范围，建议及时咨询医师寻找原因并采取相应的干预措施。

## 三、我国儿童体重现状

我国儿童体重的现状呈现出一些值得关注的特点和趋势。

　　首先，根据最新的国家卫生健康委员会发布的数据，我国儿童的标准体重身高已经有了新的参考标准。这个标准是基于相同年龄和性别组中儿童的平均身高和体重制定的，旨在更好地评估儿童的生长发育情况。这一标准的发布对于家长和医务人员来说都是一个重要的参考工具，有助于及时发现和解决儿童体重方面的问题。

　　其次，我国儿童的超重和肥胖问题严重。据统计，全球超过15.5亿肥胖儿童中，有1.2亿在我国，而且这个数字还在以惊人的速度增长。预计到2030年，我国超重肥胖儿童将增加4948万。肥胖不仅影响儿童身体健康，还可能导致一系列心理问题，如自卑、社交障碍等。

　　最后，近年来儿童发育滞后也成为了热点议题。一些研究报道显示，部分儿童的身高体重增长不理想，甚至出现未发育完全的情况。这一趋势引起了广大家长的担忧。专家指出，仅凭儿童的高矮胖瘦变化无法准确地评判其成长状况，需要依据生长曲线进行全面评估。同时，除了关注体格发育，还需要重视儿童的大脑发育，因为大脑发育对儿童的智力及基础行为有着深远的影响。

　　面对这些挑战，家长和社会各界需要共同努力，采取积极有效地措施来改善儿童的体重和发育状况。例如，家长可以通过控制饮食，增加运动量，保证充足睡眠等方式帮助儿童维持健康的体重和身高；同时，医务人员也需要加强对儿童健康的监测和指导，为他们提供更好的健康服务。

　　总的来说，我国儿童的体重现状既有积极的一面，也有需要改进的地方。通过全社会的共同努力和持续关注，我们可以期待儿童健康体重的状况得到不断地改善。

# 第二节　儿童肥胖

## 一、概述

### （一）儿童肥胖症

儿童肥胖症是指儿童体内脂肪积聚过多，体重超过按身高计算的平均标准体重的20%，或者超过同年龄、同性别健康儿或同身高健康儿平均体重的2个标准差，是常见的营养性疾病之一。肥胖症可由多种因素引起，包括遗传、环境、饮食等。肥胖不仅影响儿童的身体健康，还可能对心理、行为、认知及智力等多方面产生不良影响，并且可能导致成年后肥胖及相关疾病的风险增加。因此，对于儿童肥胖症应引起足够的重视，及时采取干预措施，帮助儿童控制体重，促进其健康成长。

### （二）儿童肥胖的诊断标准

儿童肥胖症的诊断标准通常包括BMI和身高别体重。自测步骤如下。

1. **步骤一**　测量身高和体重：使用身高计和体重秤分别测量儿童的身高和体重，确保测量准确。注意，身高应以厘米（cm）为单位，体重应以千克（kg）为单位。

2. **步骤二**

（1）计算BMI值：BMI＝体重（kg）/身高（m）$^2$。例如，儿童的体重30kg，身高1.2m，则BMI＝$30/1.2^2$＝20.83。根据BMI值，可以将儿童的体重状况分为4个等级：

・BMI 15～18.5：体重过轻。

・BMI 18.5～23.9：体重正常。

・BMI 24～27.9：超重。

・BMI 28及以上：肥胖。

（2）计算身高别体重：另一种评估方法是使用身高别体重，即根据儿童的身高和性别来确定其标准体重。如果儿童的体重超过同性别、同身高参照人群标准体重的20%以上，则可以诊断为肥胖症。

除了上述两种常用的评估方法外，还可以通过测量腰围、体脂率等指标来辅助诊断儿童肥胖症。需要注意的是，不同国家和地区可能采用不同的诊断标准，因此在实际应用中需要结合当地的具体情况进行判断。

总之，对于儿童肥胖症的诊断，需要综合考虑多个因素，包括体重、身高、BMI、腰围、体脂率等指标，并结合具体情况进行判断。同时，对于确诊的肥胖症儿童，需要采取科学有效的干预措施，帮助他们控制体重，促进其健康成长。

### （三）儿童肥胖调查量表

儿童肥胖调查量表是一种用于收集儿童肥胖相关信息的工具，它通常包括一系列问题，旨在了解儿童的饮食习惯、生活方式、体重变化等方面的信息。便于获得医防融合防治儿童肥胖的一手资料。下面是一份简单的儿童肥胖调查量表示例，供参考。

#### 儿童肥胖调查量表

问题一：儿童的姓名是什么？

问题二：儿童的性别是什么？男 ＿＿＿＿ 女＿＿＿＿

问题三：儿童的出生日期是什么时候？＿＿＿＿年＿＿＿＿月＿＿＿＿日

问题四：儿童的当前身高是多少厘米？＿＿＿＿cm

问题五：儿童的当前体重是多少千克？＿＿＿＿kg

问题六：儿童的父亲或母亲是否有超重或肥胖的问题？是＿＿＿＿否＿＿＿＿

问题七：儿童出生时的体重是多少千克？＿＿＿＿kg

问题八：儿童大约从什么时候开始变得肥胖？（如果适用）＿＿＿＿岁

问题九：儿童的主要就餐环境是哪里？＿＿＿＿

问题十：儿童是否有已知的疾病史，如血糖、尿酸异常或B超异常？

是＿＿＿＿否＿＿＿＿

　　问题十一：您是否愿意让儿童尝试通过营养减重的方式来改善健康？

是＿＿＿＿否＿＿＿＿

　　问题十二：您希望儿童的目标减重数是多少千克？＿＿＿＿kg

　　此外，还可以根据具体研究或调查目的添加其他问题，如关于儿童的饮食习惯、运动习惯、屏幕时间（看电视、玩电脑游戏和手机等）、睡眠习惯等。这些问题有助于全面了解儿童的生活方式和肥胖风险因素，从而为制订有效的干预措施提供依据。

　　请注意，这只是一个简单的示例量表，具体的调查量表应根据研究目的和实际情况进行设计和调整。在使用任何调查量表之前，建议咨询相关领域的专家或专业人士进行验证和评估。

　　此外，当发现儿童存在肥胖问题时，还需要进一步排除继发性肥胖症的可能性，即由于其他疾病或因素引起的肥胖。如果确诊为继发性肥胖症，需要根据病因进行相应的治疗。


## 二、导致儿童肥胖的原因

　　导致儿童肥胖的原因有多种，包括遗传、饮食和生活方式等因素。

　　1. **遗传因素**　是一个重要的影响因素。研究证明，肥胖与遗传基因有关，如果父母双方都是肥胖者，那么儿童发生肥胖的概率高达70%～80%；如果父母只有一方肥胖，那么儿童肥胖的发生率为40%～50%；而如果父母双方都正常，儿童发生肥胖的概率只有10%～14%。

　　2. **饮食因素**　是导致儿童肥胖的主要原因之一。儿童喜欢吃甜食、油炸食品、膨化食品等高热量食物，这些食物往往缺乏营养，还容易导致能量摄入过多。同时，不规律的进食习惯，如过度饥饿或暴饮暴食，也会导致身体脂肪堆积。

3. **缺乏运动** 是导致儿童肥胖的重要原因。现在的儿童大多住在高楼里，缺乏交流的机会，从幼儿园或学校回家后一般都待在家中看电视，玩游戏，很少参加集体活动。这样就减少了体能的消耗，再加上营养过剩，就容易导致肥胖。

此外，还有一些其他因素也可能导致儿童肥胖，如出生体重、心理压力等。低出生体重与高出生体重均可增加日后肥胖的风险，而精神创伤（如亲人病故或学习成绩低下）及心理异常等因素也可能导致儿童过量进食，从而引发肥胖。

儿童肥胖是由多种因素共同作用的结果。为了预防和控制儿童肥胖，需要综合考虑遗传、饮食、生活方式等多方面的因素，采取科学有效的措施，如合理饮食、增加运动、定期监测等，以保障儿童的健康成长。

### 三、儿童肥胖的危害

儿童肥胖的危害是多方面的，主要包括以下几个方面。

1. **对身体健康的影响** 肥胖症儿童容易患上多种疾病，如高血压、高血脂、糖尿病等，这些疾病会对他们的身体健康产生严重影响。肥胖还会增加儿童患心脏病、脑卒中、呼吸系统疾病等的风险。

2. **对心理健康的影响** 肥胖症儿童常因为自己的体形而感到自卑、孤独和焦虑，这会影响他们的社交和学习能力。在学校和社交场合中，肥胖症儿童可能会遭受歧视和排斥，进一步加重他们的心理负担。

3. **对生长发育的影响** 肥胖症儿童的生长发育可能会受到影响，出现身高偏矮、骨龄提前等情况。此外，肥胖还会影响儿童的智力发展，导致注意力不集中、学习能力下降等问题。

4. **对未来健康的影响** 肥胖症儿童在成年后也容易继续保持肥胖状态，增加患多种疾病的风险，如心血管疾病、糖尿病、某些癌症等。这些疾病会严重影响他们的健康和寿命。

因此，儿童肥胖症是一个需要引起重视的问题。家长和社会应该共同努力，通过合理的饮食，增加运动，减少压力等方式来预防和控制儿童肥胖，保障儿童的身心健康。同时，对于已经患有肥胖症的儿童，应该及时采取干预措施，帮助他们控制体重，减少相关疾病的发生风险。

# 第三节　中西医结合医防融合儿童体重管理策略

中西医结合医防融合儿童体重管理策略是一种综合性的方法，旨在通过中医和西医的结合，预防和控制儿童肥胖，促进儿童的健康成长。这种策略主要包括以下几个方面。

## 一、饮食调理

中医强调食疗，通过合理的饮食搭配，调整儿童的饮食结构，减少高热量、高脂肪、高糖分的食品摄入，增加膳食纤维、蛋白质等营养素的摄入，以达到控制体重的目的。中医养生饮食调理原则主要包括以下几个方面。

### （一）饮食有节

中医认为饮食过量或不足都会影响身体健康，因此应该根据自己的身体状况和生活习惯，合理安排饮食，避免暴饮暴食，尽量保持饮食的均衡和多样性。同时，要注意饮食的卫生和安全，避免食物中毒等问题。

### （二）五味调和

中医认为食物有五味，即酸、苦、甘、辛、咸，而人体内部也有五脏，不同的食物味道会对不同的脏器产生影响。因此，在饮食调理中应该注意五味的搭配和调和，以平衡脏腑功能，促进身体健康。

### （三）食疗药补

中医强调食疗和药补的重要性，认为食物和药物一样具有治疗作用。在饮食调理中，应该根据自己的身体状况和需要，选择合适的食物进行食疗和药补，以达到调理身体、预防疾病的目的。

### （四）因人而异

中医认为每个人的身体状况和体质都不同，因此饮食调理也应该因人而异。在制订饮食计划时，应该根据儿童的体质、年龄、性别、生活习惯等因素进行综合考虑，制订适合的饮食方案。

西医则注重营养学知识，根据儿童的年龄、性别、生长发育阶段等因素，制订科学的膳食计划，控制总能量摄入，平衡各种营养素的比例。

## 二、规律作息

保证儿童有足够的睡眠和规律的作息，有助于调节其内分泌，减少因作息不规律导致的体重问题。中医认为"日出而作，日落而息"，人体应该顺应自然界的昼夜节律，早睡早起，保证充足的睡眠时间。晚上最好在11点前入睡，早上在7点左右起床，这样可以保证足够的睡眠，也有助于身体的排毒和修复。

## 三、运动锻炼

中医主张通过运动来调理身体，增强脾胃功能，促进新陈代谢，减少脂肪堆积。西医也认为运动是控制体重的有效手段，可以增加能量消耗，促进脂肪分解，改善心肺功能，提高身体素质。因此，中西医结合的策略强调儿童应该多参加户外活动、体育锻炼等，以增加身体活动量。

中医养生运动是根据中医理论，通过运动来调理身体，增强身体的免疫力，预防疾病，达到保持身体健康的目的。以下是一些中医养生运动，不仅适合成年人，也同样适合儿童。

**（一）太极拳**

太极拳是一种缓慢而流畅的拳术运动，具有调和气血、平衡阴阳、强身健体的作用。太极拳的动作柔和、缓慢，注重呼吸与动作的协调，可以在锻炼身体的同时调节心理状态。

**（二）八段锦**

八段锦是一种传统的健身运动，由八个动作组成，每个动作都针对身体的某个部位进行锻炼。八段锦的动作简单易学，可以促进气血流通，调理身体内部环境，增强身体的免疫力。

**（三）气功**

气功是一种通过呼吸调控、身体放松、意念集中等方式来调理身体的运动。气功可以增强身体的内在能量，提高免疫力，改善身体的生理功能，对于调节心理状态也有很好的作用。

**（四）散步**

散步是一种简单而有效的养生运动，可以促进身体的血液循环，增强心肺功能，改善身体素质。散步的时间、速度和距离可以根据个人情况进行调整，是一种非常适合日常进行的运动。

**（五）儿童中医养生操**

儿童中医养生操是一种结合中医理论和儿童生理特点编排的体操，旨在通过运动来调理儿童的身体，促进生长发育，增强免疫力，预防疾病。以下是一些儿童中医养生操的建议。

1. **揉腹操**　通过轻柔地按摩腹部，可以调理儿童的脾胃功能，促进消化吸收，增强身体的免疫力。家长可以用手掌或指腹在儿童的腹部进行顺时针或逆时针的按摩，每次5～10分钟。

2. **捏脊操**　捏脊是一种传统的中医按摩方法，可以调理儿童的督脉和膀胱经，促进身体的生长发育。家长可以用双手的拇指和示指夹住儿童的脊柱两侧，从下往上轻轻捏提，每次3～5遍。

3. **拍打操** 通过拍打儿童的四肢和躯干部位，可以促进气血流通，增强身体的免疫力。家长可以用手掌或空心拳在儿童的四肢和躯干部位进行拍打，每次5～10分钟。

4. **扩胸操** 可以调理儿童的肺气，增强呼吸功能，预防呼吸道疾病。家长可以引导儿童进行深呼吸，同时双手上举，扩展胸部，每次5～10次。

需要注意的是，儿童中医养生操应该在专业指导下进行，家长应该了解每个动作的正确姿势和注意事项，并根据儿童的身体状况和年龄进行适当调整。同时，运动的时间和强度也应该适量，避免过度运动对儿童造成损伤。

## 四、中医调理

中医通过望、闻、问、切等手段，了解儿童的体质状况，采用个性化的中药方剂、针灸、推拿等治疗方法，调理身体气血平衡，改善脾胃功能，减少肥胖的发生。西医则采用药物等手段来治疗与肥胖相关的疾病。其中可通过儿童肥胖的中医体质辨识提前干预儿童肥胖问题，主要包括根据中医理论来分析儿童的体质类型，从而为其制订个性化的调理方案。以下是一些常见的中医体质类型及其特点。

### （一）痰湿体质

这种体质的儿童通常表现为体形肥胖，腹部肥满松软，面部皮肤油脂较多，多汗且黏，胸闷，痰多，面色淡黄而暗，眼胞微浮，容易困倦，平素舌体胖大，舌苔白腻或甜，身重不爽，喜食肥甘甜黏，大便正常或不实，小便不多或微混。这种体质类型的儿童肥胖多与饮食不节、痰湿内蕴及脏腑功能失调有关。

### （二）脾虚湿阻体质

这种体质的儿童通常表现为形体肥胖，自觉肢体困重，嗜睡多汗，乏力少动，腹满，挑食、偏食，尿少，便溏，或者大便黏腻粘马桶，舌淡胖。这种体质类型的儿童肥胖多因脾虚导致，脾虚则运化功能失职，津液失常，痰湿、膏脂内停，停于皮下则出现肥胖。

在辨识儿童肥胖的中医体质时，还需要结合其具体症状、舌象、脉象等多方面信息进行综合分析。根据体质辨识结果，可以为儿童制订个性化的调理方案，如饮食调整、运动疗法、行为矫正等，以改善儿童的肥胖状况，提高身体健康水平。

## 五、健康教育

中西医结合的策略强调健康教育的重要性，通过开展健康讲座，发放宣传资料等形式，向家长和儿童传授正确的饮食、运动、生活方式等知识，提高他们的健康素养和自我管理能力，从而预防和控制儿童肥胖问题。

## 六、定期体检

定期带儿童去医院进行体检，了解儿童的生长发育情况和体重状况。如果发现体重异常，可以及时采取措施进行调整。

## 七、心理支持

对于肥胖儿童，家长需要给予更多的心理支持，帮助他们建立自信心，减轻心理压力。同时，也要教育儿童正确对待自己的身体，避免过度关注体重问题。家长应关注儿童的心理状态，帮助他们正视肥胖带来的困扰，并鼓励儿童积极面对。家长可以告诉儿童，肥胖并不是不可逆转的，只要他们愿意付出努力，就可以改变自己的身体状况。同时，家长还应该给儿童足够的关爱和支持，让他们拥有健康的心理状态，从而更好地应对肥胖问题。

## 八、家庭环境

养育、教育和保护儿童是家庭的基本功能，也是人性本身的实质。这些功能是在家庭结构中进行的。

家庭必须提供能刺激儿童平衡发展的养育方式。其作用包括社会发展本身，即为儿童和青少年未来的社会融合做准备。家庭必须在其成员的生活中实现基本功能，包括经济、情感、福利和社会化功能。

家庭环境对儿童的体重管理也有很大影响。家长应该树立良好的榜样，自己也要保持健康的生活方式，如合理饮食、适量运动等。同时，也要营造一个支持儿童进行体重管理的家庭氛围。

总之，中西医结合医防融合儿童体重管理策略是一种综合性的方法，旨在通过中医和西医的结合，从多个方面入手，预防和控制儿童肥胖问题，促进儿童的健康成长。

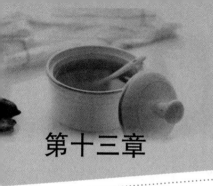

# 第十三章

# 儿童心理健康管理策略

## 第一节　儿童心理健康定义

儿童心理健康是指儿童在心理、情感和行为上处于一种良好、积极和适应的状态。这种状态包括儿童对自己、他人和环境的积极认知，情绪稳定，行为适当，并具备面对挑战和困难时的应对能力。

儿童心理健康的具体表现包括：

1. **有安全感**　儿童感到自己受到保护和关注，对周围的环境和人际关系有信任感。

2. **情绪稳定**　儿童能够正常地表达情绪，并且情绪反应适中，不会过于激烈或压抑。

3. **行为适当**　儿童的行为符合社会规范，能够适应不同的环境和情境，不给他人带来困扰或伤害。

4. **社交技能良好**　儿童能够与同伴、家人和教师建立良好的关系，进行有效的沟通和合作。

5. **自我认知清晰**　儿童对自己的能力、兴趣和价值观有清晰的认识，能够制订合理的目标和计划。

儿童心理健康对于儿童的成长和发展具有重要意义。良好的心理健康有助于儿童充分发挥自己的潜能，积极参与学习和社交活动，形成良好的人格特质和行为习惯。同时，也有助于儿童在面对挫折和困难时保持积极、乐观的态度，增强心理韧性。

为了维护儿童的心理健康，家长和教育工作者需要关注儿童的心理需求，提供温暖、支持和安全的环境。同时，也需要通过教育、引导和干预等方式，帮助儿童培养积极的情绪、行为和社交技能，提高心理适应能力。

# 第二节　儿童心理健康现状

## （一）世界各国儿童心理健康现状

世界各国儿童心理健康现状呈现出多样性和复杂性的特点，受到多种因素的影响，包括文化、经济、教育、社会支持系统等。以下是对一些国家儿童心理健康现状的简要概述。

1. 美国　根据密歇根大学的研究，美国约1/7的儿童至少有一种心理健康问题，其中至少50%的人未接受治疗。近年来，美国的心理健康问题呈上升趋势，尤其是儿童和青少年。研究还发现，不同州之间的儿童心理健康状况存在差异，缅因州的儿童患精神疾病的比例最高，而夏威夷的比例最低。

2. 德国　根据德国医疗保险公司BARMER发布的报告，相比2009年，2019年德国接受心理治疗的青少年人数增加了104%，达到了82.3万人次。这一增长主要得益于社会对青少年心理健康重视程度的提高，以及心理治疗师人数的增加和接受心理治疗的便利性提高。在德国，约有1%的学龄前儿童和2%的小学生正在受到抑郁症的困扰，而在12～17岁的青少年中，这一比例高达10%。

3. 英国　儿童心理健康问题是一个备受关注的问题。近年来，英国儿童心理健康问题呈现出上升的趋势，其中焦虑、抑郁和自残等问题尤为突出。

根据英国国民保健制度（NHS）的数据，英国约有10%的儿童患有精神健康问题，其中最常见的是情绪障碍和行为问题。这些问题可能对儿童的日常生活、学习和社交能力产生负面影响。

另外，英国儿童心理健康问题还受到多种因素的影响。例如，家庭环境、教育背景、社会经济状况、社交关系等都可能对儿童的心理健康产生影响。此外，一些特殊群体，如少数族裔、低收入家庭、单亲家庭等，也更容易出现儿童心理健康问题。

为了应对这一问题，英国政府已经采取了一系列措施。例如，增加了对儿童心理健康服务的投入，加强了相关研究和培训，推广了心理健康教育和宣传等。此外，还鼓励家长、教育工作者和社会各界共同关注儿童心理健康问题，为儿童提供更好的支持和帮助。然而，尽管英国政府已经采取了一些措施，但儿童心理健康问题仍然是一个需要持续关注和解决的问题。未来，需要进一步加强儿童心理健康服务的普及和质量提升，加强相关研究和培训，提高公众对儿童心理健康问题的认识和重视程度。

4. *西班牙* 儿童心理健康是一个复杂且多元化的话题。近年来，西班牙对儿童心理健康问题也关注得越来越多。

一方面，西班牙儿童面临着与其他国家儿童相似的心理健康问题，如焦虑、抑郁、自卑、压力等。这些问题可能是由家庭环境、学校环境、社交关系等多种因素引起。例如，西班牙的未成年人正在经历着社会和经济的变革，他们必须应对诸如2008年金融危机、2019年新冠疫情及现在的通货膨胀等所造成的后果，这些都可能对他们的心理健康造成影响。

另一方面，西班牙的儿童心理健康问题也有一些特殊之处。例如，根据西班牙卡斯蒂利亚拉曼查大学的研究，不吃早餐可能会增加儿童出现社会心理健康问题的风险。该研究还发现，在外面吃早餐几乎和完全不吃早餐一样糟糕，这可能是因为外出就餐通常比在家就餐更不健康。此外，西班牙的儿童心理健康问题还与社交媒体的使用有关。一项研究发现，现在的儿童们都想成为"网红"，但他们并不了解成为"网红"的另一面，这可能导致他们在追求虚拟的声誉和受欢迎度的同时忽视了自己的心理健康。

为了应对这些问题，西班牙政府和非政府组织已经采取了一些措施。例如，西班牙国家健康调查已经开始关注儿童的早餐选择和心理健康，以便为家长和儿童提供更好的建议和支持。此外，一些学校也开始提供健康膳食，并鼓励学生参加体育活动和社交活动，以促进他们的身心健康。

然而，尽管已经采取了一些措施，但西班牙的儿童心理健康问题仍然是一个需要持续关注和解决的问题。未来，需要进一步加强相关研究和服务，提高公众对儿童心理健康问题的认识和重视程度，为儿童提供更好的支持和帮助。同时，也需要关注儿童的全面发展，包括他们的教育、家庭、社交等方面，以促进他们的身心健康和全面发展。

5. 日本　儿童的心理健康状况存在一些挑战。尽管他们在身体健康方面表现优秀，但在心理健康方面却面临一些问题。例如，日本儿童心理健康在联合国儿童基金会的报告中排名倒数第二，仅高于新西兰。校园霸凌事件及与家庭成员关系不好被认为是导致这一问题的主要原因。此外，新冠疫情也对日本儿童的心理健康产生了一定的影响。一项由日本国立成育医疗研究中心进行的调查显示，有13%的日本青少年出现抑郁倾向，且这一比例在逐年上升。另一项调查也显示，在小学高年级到初中阶段中，青少年有10%～20%出现了抑郁症状，这些儿童所在的家庭也存在内部封闭、不愿求助的倾向。

# 第三节　中国儿童心理健康现状

## （一）现阶段中国儿童心理健康状况

中国儿童的心理健康问题也日益受到关注。近年来，中国政府加强了对儿童心理健康的投入和支持，推动了相关研究和服务的发展。然而，由于社会经济发展不平衡、教育资源分配不均等因素，儿童心理健康问题仍然存在较大的地区差异和城乡差异。

现阶段中国儿童心理健康状况面临一些挑战。根据《中国国民心理健康发展报告（2019—2020）》，全国中小学生存在不同程度抑郁症状的总体比例超过24%，且这一比例随着年级的升高而上升。其中，学生小学阶段的抑郁检出率约为10%，初中阶段约为30%，高中阶段约为40%。此外，约14.8%的青少年存在不同程度的抑郁风险，其中4%属于重度抑郁风险群体。

这些心理健康问题主要集中在学习、人际关系、情绪等方面，女生的心理健康问题主要表现在人际关系、情绪（抑郁、焦虑等）、躯体化、学习压力等方面，而男生则主要表现在偏执等行为问题方面。此外，农村学生的心理健康水平基本上都低于城市学生，高中生的心理健康水平也低于初中生，尤其是高一学生面临更多的心理健康挑战。

这些挑战受到多种因素的影响，包括教育环境、家庭教养、社会压力等。年轻父母的生活压力很大，他们的压力会在无形中传递给儿童。同时，很多父母在下班后无暇陪伴儿童，更多是给儿童手机、平板等电子设备，长时间使用这些设备会增加儿童罹患情绪障碍的风险。此外，随着时代的发展，儿童青少年群体的整体心理健康水平呈逐年下降的趋势，同时出现了自杀、网络成瘾、校园霸凌等新问题。

因此，关注和支持儿童心理健康非常重要。家长和老师应该多关注儿童的心理健康状况，给他们更多的鼓励和肯定，而不是打压和否定。同时，对于存在心理问题的儿童，应该及时寻求专业的心理治疗师的帮助进行心理疏导和干预。此外，还需要全社会共同努力，改善教育环境，减轻家庭和社会压力等，以促进儿童心理健康的发展。

**（二）中国儿童心理健康影响因素**

中国儿童心理健康影响因素是多种多样的，主要包括以下几个方面。

1. **家庭环境因素** 家庭是儿童成长的重要环境，家庭环境的好坏直接影响儿童的心理健康。例如，家庭氛围的不和谐、父母教育方式的不当、家庭结构的缺陷等都可能给儿童带来不良的心理影响。此外，家庭环境中的其他因素，如家庭经济状况、父母的职业和受教育程度等也可能对儿童的心理健康产生影响。

2. **学校环境因素** 学校是儿童学习和社交的重要场所，学校环境的好坏同样对儿童的心理健康产生影响。例如，学校的学习氛围、师生关系、同伴关系等都可能影响儿童的心理健康。此外，学校的教育方式、课程设置等也可能对儿童的心理健康产生影响。

3. **社会文化因素** 社会文化环境也是影响儿童心理健康的重要因素。例如，社会竞争压力、媒体舆论导向、网络环境等都可能对儿童的心理健康产生影响。此外，一些社会文化现象，如留守儿童、单亲家庭等也可能给儿童带来不良的心理影响。

4. **个体因素** 也是影响儿童心理健康的重要因素。例如，儿童的性格特点、生理健康状况、遗传因素等都可能影响其心理健康。一些儿童可能存在自卑、抑郁、焦虑等心理问题，这些问题可能与他们的性格特点和生理健康状况有关。

综上所述，中国儿童心理健康影响因素是多种多样的，需要家庭、学校、社会等多方面的共同努力来保障儿童的心理健康。家长和老师应该多关注儿童的心理健康状况，给予他们更多的支持和鼓励，同时也需要全社会共同努力，改善教育环境、减轻家庭和社会压力等，以促进儿童心理健康的发展。

**（三）中国儿童心理健康状况发展的几个主要阶段**

1. **起步阶段（20世纪80年代中后期）** 这一时期，研究者开始提出"心育"的概念，将其与"德、智、体、美、劳"教育相区分，儿童青少年的心理健康教育开始引起教育界的广泛重视。1988年底，《中共中央关于改革和加强中小学德育工作的通知》提出，对学生的道德情操、心理品质要进行综合的培养和训练。自此之后，中小学校逐渐认识到开展心理健康教育的重要性，一些大中城市的中小学率先开展心理健康教育工作，开始进行具有心理辅导色彩的心理健康教育的尝试。

2. **发展阶段（21世纪初至今）** 进入21世纪后，随着社会的快速发展和教育改革的深入推进，中国儿童心理健康关注过程也进入了新的发展阶段。这一时期，心理健康教育的理念逐渐深入人心，心理健康教育课程和活动在各个学校得到了广泛推广和实施。同时，政府和社会各界也加大了对儿童心理健康的投入和关注力度，制定了一系列相关政策和措施，以保障儿童的心理健康。

在这一过程中，学者们对中小学心理健康教育研究的热情持续增加，不断呼吁关注学生心理健康教育；同时，学者和教育工作者也开始反思学校思想品德教育的误区，并不断引入国外学校心理咨询的理念和经验模式。这些努力使得中国儿童心理健康关注过程不断地向前推进，为儿童的健康成长提供了有力保障。

需要注意的是，虽然中国儿童心理健康关注过程取得了显著进展，但仍面临一些挑战和问题。例如，一些地区的心理健康教育资源仍然不足，心理健康教育的质量和效果也有待进一步提高。因此，需要全社会共同努力，继续推进儿童心理健康关注过程，为儿童的健康成长创造更好的条件。

# 第四节　儿童心理健康管理

## （一）儿童心理学发展史

儿童心理学的发展史可以追溯到19世纪末，当时人们对儿童的心理发展开始产生兴趣。在这个过程中，儿童心理学经历了从诞生到逐渐成熟的过程，其发展历程大致可以分为以下几个阶段。

**1. 儿童心理学的诞生和演变**　儿童心理学的前身是儿童研究，最初关注的是儿童的生理、身体发展和教育问题。随着研究的深入，人们开始关注儿童的心理特点和行为表现，并逐渐形成了儿童心理学的学科体系。

**2. 儿童心理学的发展**　20世纪初期，儿童心理学得到了快速的发展。许多心理学家开始关注儿童的心理发展问题，并提出了不同的理论和观点。例如，弗洛伊德的精神分析理论、皮亚杰的认知发展理论等都对儿童心理学的发展产生了深远的影响。

**3. 从儿童心理学到发展心理学的演变**　随着研究的深入，人们逐渐认识到心理发展是一个持续的过程，而不仅仅是儿童阶段的问题。因此，发展心理学逐渐取代了儿童心理学在心理学领域中的地位，成为研究个体毕生心理发展的学科。

**4. 现代儿童心理学的发展**　在现代社会，儿童心理学得到了更加广泛的关注和应用。随着科技和社会的发展，儿童心理学的研究方法和应用领域也得到了不断的拓展和创新。例如，神经科学、生物化学等领域的最新研究成果被广泛应用于儿童心理学研究，帮助我们更深入地理解儿童心理发展的本质。

总之，儿童心理学的发展史是一个不断演进和拓展的过程。从最初的儿童研究到现代的发展心理学，儿童心理学的研究对象和范围不断扩大，研究方法和理论也不断创新和完善。这些努力为我们更深入地理解儿童心理发展提供了重要的支持和指导。

**（二）儿童心理学与教育相关性**

儿童心理学与教育之间有着密切的联系，两者可以相互促进，为儿童的全面发展提供有力支持。目前中国教育以应试为主，从小学、初中到高中，大多数儿童以追求高分，追求成绩为主，各类课外班、补习班、特长班应运而生，学生们早六点出门，晚六点放学，再一头扎进补习班或者回家继续写作业，导致睡眠严重不足，户外运动时间严重不足，饮食不健康，体重管理不佳，近视率逐年升高，脊柱问题严重，心理压力大，抑郁率升高，自杀率增加……这一系列问题越来越凸显，值得全社会投入极大的关注。现在此问题不仅影响儿童健康，还影响家庭稳定、社会未来发展、民族兴衰等，因此必须对应试教育带来的弊端给予足够的重视并采取相应对策。

1. 中国应试教育弊端的主要表现

（1）过度注重考试成绩：应试教育将考试成绩作为评价学生的主要标准，导致学生过分追求分数，忽视了真正的学习目的和个人兴趣的培养。这种以分数为导向的教育方式限制了学生的全面发展，使他们缺乏创新思维和批判性思维的能力。

（2）知识面狭窄：应试教育过于注重学科知识的记忆和应试技巧的训练，导致学生知识面狭窄，缺乏跨学科的知识广度和综合运用的能力。这使得学生难以适应未来社会的发展需求，难以解决复杂的问题。

（3）教育资源分配不公平：应试教育模式下，优质教育资源往往集中在少数学校和地区，导致教育资源的不公平分配。这种不公平不仅加剧了社会阶层固化，也限制了人才的全面发展。

（4）学生心理健康问题：应试教育给学生带来了巨大的心理压力和焦虑感，导致学生出现心理健康问题。例如，一些学生可能因为成绩不理想而感到自卑和沮丧，甚至产生抑郁情绪。

（5）缺乏实践能力和创新精神：应试教育注重课堂教学和书本知识

的传授，忽视了学生的实践能力和创新精神的培养。这使得学生难以将所学知识应用于实际生活中，缺乏解决问题的能力和创新精神。

针对这些弊端，我们需要推动教育改革，转变教育理念，注重学生的全面发展，关注学生的兴趣和特长，培养学生的创新思维和实践能力。同时，我们也需要优化教育资源配置，实现教育公平，让每名学生都有机会接受优质的教育。

**2. 儿童心理学与教育相结合的方法**

（1）了解儿童的心理特点：教育者和教师应该深入了解儿童的心理特点，包括他们的认知、情感、社会和行为等方面的发展。这样，教育者才能更好地满足儿童的学习需求，提供适合他们的教育内容和方式。强烈建议家长们都应该学习与教育心理学、家庭教育指导、健康指导等相关的知识，这会促使我们掌握一定的儿童健康心理知识和常识，有利于我们了解儿童的心理特点、不同年龄段的心理需求、心理的变化等，以及我们应该如何应对儿童在不同年龄段、不同成长时期所要面临的问题。避免用成年人的心理、成年人的经历、成年人的思维方式教育儿童，要学会陪儿童慢慢长大。在教育的路上要当奠基石而非绊脚石，更不要落井下石。

（2）创造积极的学习环境：根据儿童心理学的研究，积极的学习环境对儿童的学习和发展至关重要。因此，教育者应该创造一个安全、温馨、有趣的学习环境，鼓励儿童积极参与学习活动，激发他们的学习兴趣和动力。目前很多学校、班级会建立家长群，将儿童作业发到群里请家长在家监督儿童完成作业，家长从儿童的朋友变成儿童的"敌人"，因为监督就会形成与儿童的对立面。大多数家长没有学过教育心理学，很多家长也是第一次当家长，不知道该如何处理在学习方面的亲子关系，让原本儿童和家长是一条战线的战友，变成了老师与家长是教育上的盟友，因此很多儿童在学习上逐渐和家长产生了很大的分歧，儿童学习一天归来回到家等待他们的是家长不停地询问：作业多不多？测试成绩好不好？上课有没有认真听讲？如果作业留的少就赶紧写，写完再玩。如果作业留的多那还不赶紧写，不玩都写不完，还不抓紧……日复一日，年复一年，儿童会觉得父母根本不关心他们一天过得开不开心，压力大不大，有没有需要帮助的事情。这些都是导致儿童厌学、心理压力大，甚至抑郁的源头。因此，要给儿童创造轻松、愉悦、积极向上的学习氛围。从语言上关心，家庭氛围上温暖，增加彼此身体接触的安慰，促使儿童心理向健康的方向发展。

（3）关注儿童的情感需求：儿童的情感发展对他们的学习和成长同样重要。教育者应该关注儿童的情感需求，帮助他们建立积极的情感态度和情绪管理能力。例如，教育者可以通过开展情感教育课程，组织情感交流活动等方式来满足儿童的情感需求。不同年龄段的儿童有不同的情感需求，这些需求随着儿童的成长和发展而不断变化。以下是一些常见年龄段的儿童的情感需求。

婴儿期（0～1岁）：主要需要安全感。他们需要一个温暖、安全的环境来成长和发展。父母或照顾者的亲密接触、安抚和照顾对于满足婴儿的情感需求至关重要。

幼儿期（1～3岁）：开始形成自我意识，并寻求更多的自主权和独立性。他们希望能够探索周围的环境，与父母建立更紧密的关系，并学习基本的社交技能。父母应该给予儿童足够的自由和空间来探索，同时也要提供必要的支持和指导。

学龄前期（3～6岁）：开始进入学校，与同龄人建立更紧密的关系。他们希望得到认可和赞扬，同时也需要学习如何与他人合作和分享。父母和老师应该给予儿童足够的鼓励和赞扬，帮助他们建立积极的自我形象和自信心。

学龄期（6～12岁）：需要更多的自我认同感和自我价值感。他们开始关注自己的外貌、能力和成就，并希望得到同龄人和社会的认可。父母和老师应该鼓励儿童发展自己的兴趣和才能，并给予他们适当的挑战和支持，帮助他们建立自我认同感和自信心。

青春期（12～18岁）：面临着身体和情感上的巨大变化。他们需要更多的自主权和独立性，同时也需要家人理解和支持自己的情感，消除困惑。父母和监护人应该给予儿童足够的自由和空间来表达自己的情感和想法，同时也要提供必要的指导和支持，帮助他们应对青春期的挑战和压力。

总之，儿童的情感需求是随着年龄的增长和成长阶段而变化的。父母和教育者应该了解儿童的情感需求，提供适当的支持和指导，帮助他们健康成长。

（4）个性化教育：每名儿童都是独特的个体，他们有着不同的兴趣、特点和发展需求。因此，教育者应该根据儿童的个性特点，提供个性化的教育方案，以满足他们的不同需求。这有助于培养儿童的自我认知和自我管理能力，促进他们的全面发展。我国目前公立学校教育模式是千篇一律的，同一个标准、同一个进度、同一个模式，并不能满足不同层次儿童接受教育信息的偏差性，因此接受能力强、自律性强、配合度好的儿童能够完全适应，而一部分接受能力差、自律性差、个性较强的儿童可能跟不上学校统一教学的节奏，或者接受不了学校的学习内容、学习强度，学习效率低下，因此一步步落后，逐渐失去对学习的兴趣，最后导致失去自信，逐渐成为老师眼中学习差的儿童，父母眼中不听话的儿童，作为个体他们也将逐渐被动接受这个"事实"。这是一个恶性循环的过程。相比之下，部分私立学校要相对好一些，教师资源更充沛，学习自由度较高，注重提高儿童学习内驱力，提高儿童对学习的兴趣，注重儿童各方面能力的培养，比如解决问题的能力，打乱年级界限组织项目活动提高儿童协作性，带领儿童体验式、沉浸式的学习方式……但相比公立学校，私立学校费用较高，使得很多家长望而却步，非常希望公立学校参考私立学校教育模式做出创新。

（5）家校合作：家庭是儿童成长的重要环境，家长在儿童的教育中扮演着至关重要的角色。因此，教育者应该与家长保持密切的沟通和合作，共同关注儿童的心理发展和教育问题。通过家校合作，可以形成教育合力，为儿童的健康成长提供更好的支持。

总之，将儿童心理学与教育相结合，可以为儿童的全面发展提供有力的支持。教育者应该深入了解儿童的心理特点，创造积极的学习环境，关注儿童的情感需求，提供个性化的教育方案，并与家长保持密切的沟通与合作。这样，我们才能更好地促进儿童的全面发展，为他们的未来奠定坚实的基础。

### （三）医防融合对儿童心理健康的干预策略

中西医结合医防融合对儿童心理健康干预管理是一个综合性的方法，旨在结合中医和西医的优势，形成一种更全面、更个性化的儿童心理健康干预模式。下面将从几个方面介绍这种干预管理的具体实践。

1. 理念融合　中西医结合医防融合的理念是将中医的"治未病"思想与西医的预防性健康管理相结合。这意味着在儿童心理健康干预管理中，既要注重预防和早期干预，又要结合中医的调理理念，通过调整儿童的生活习惯、饮食、作息等来改善其心理健康状况。

2. 方法融合　在具体的干预方法上，中西医结合医防融合将中医的辨证施治与西医的心理评估和治疗相结合。中医通过望、闻、问、切等手段，对儿童的心理状况进行全面评估，然后根据个体差异制订个性化的调理方案。西医则通过心理评估工具，如心理量表、心理测验等，对儿童的心理问题进行量化评估，并采用心理治疗、药物治疗等手段进行干预。

3. 资源整合　中西医结合医防融合需要整合中医和西医的资源，形成一个协同工作的团队。这个团队包括中医师、心理医师、心理咨询师等，他们共同协作，为儿童提供全方位的心理健康服务。同时，还需要与学校、家庭、社区等合作，形成一个多方参与的心理健康干预网络。

4. **跟踪评估**　在干预管理过程中，需要定期对儿童的心理健康状况进行跟踪评估，以便及时调整干预方案。这种评估可以通过心理量表评定、观察记录、家长反馈等多种方式进行。同时，还需要对干预效果进行评估，以便不断完善和优化干预策略。

中西医结合医防融合对儿童心理健康干预管理是一种全面的、个性化的方法，它将中医和西医的优势相结合，为儿童提供更为全面、有效的心理健康服务。这种模式有助于预防和早期干预儿童心理问题，促进儿童的健康成长。

## 第五节　国家政策、倡导方向<br>对儿童心理健康的促进

**（一）《中国儿童发展纲要（2021—2030）》关于中国儿童发展的指导思想、基本原则和总体目标**

2021年9月，国务院办公厅发布《中国儿童发展纲要 （2021—2030）》（全文见附录）。

1. **指导思想**　高举中国特色社会主义伟大旗帜，深入贯彻党的十九大和十九届二中、三中、四中、五中全会精神，坚持以马克思列宁主义、毛泽东思想、邓小平理论、"三个代表"重要思想、科学发展观、习近平新时代中国特色社会主义思想为指导，坚定不移贯彻新发展理念，坚持以人民为中心的发展思想，坚持走中国特色社会主义儿童发展道路，坚持和完善最有利于儿童、促进儿童全面发展的制度机制，落实立德树人根本任务，优化儿童发展环境，保障儿童生存、发展、受保护和参与权利，全面提升儿童综合素质，为实现第二个百年奋斗目标、建设社会主义现代化强国奠定坚实的人才基础。

2. 基本原则

（1）坚持党的全面领导。把握儿童事业发展的政治方向，贯彻落实党中央关于儿童事业发展的决策部署，切实把党的领导贯彻到儿童事业发展的全过程和各方面。

（2）坚持对儿童发展的优先保障。在出台法律、制定政策、编制规划、部署工作时优先考虑儿童的利益和发展需求。

（3）坚持促进儿童全面发展。尊重儿童的人格尊严，遵循儿童身心发展特点和规律，保障儿童身心健康，促进儿童在德智体美劳各方面全面发展。

（4）坚持保障儿童平等发展。创造公平社会环境，消除对儿童一切形式的歧视，保障所有儿童平等享有发展权利和机会。

（5）坚持鼓励儿童参与。尊重儿童主体地位，鼓励和支持儿童参与家庭、社会和文化生活，创造有利于儿童参与的社会环境。

3. 总体目标　保障儿童权利的法律法规政策体系更加健全，促进儿童发展的工作机制更加完善，儿童优先的社会风尚普遍形成，城乡、区域、群体之间的儿童发展差距明显缩小。儿童享有更加均等和可及的基本公共服务，享有更加普惠和优越的福利保障，享有更加和谐友好的家庭和社会环境。儿童在健康、安全、教育、福利、家庭、环境、法律保护等领域的权利进一步实现，思想道德素养和全面发展水平显著提升，获得感、幸福感、安全感明显增强。展望2035年，与国家基本实现社会主义现代化相适应，儿童优先原则全面贯彻，儿童全面发展取得更为明显的实质性进展，广大儿童成长为建设社会主义现代化强国、担当民族复兴大任的时代新人。

4. 儿童与健康主要目标

（1）覆盖城乡的儿童健康服务体系更加完善，儿童医疗保健服务能力明显增强，儿童健康水平不断提高。

（2）普及儿童健康生活方式，提高儿童及其照护人健康素养。

（3）新生儿、婴儿和5岁以下儿童死亡率分别降至3.0‰、5.0‰和6.0‰以下，地区和城乡差距逐步缩小。

（4）构建完善覆盖婚前、孕前、孕期、新生儿和儿童各阶段的出生缺陷防治体系，预防和控制出生缺陷。

（5）儿童常见疾病和恶性肿瘤等严重危害儿童健康的疾病得到有效防治。

（6）适龄儿童免疫规划疫苗接种率以乡（镇、街道）为单位保持在90%以上。

（7）促进城乡儿童早期发展服务供给，普及儿童早期发展的知识、方法和技能。

（8）5岁以下儿童贫血率和生长迟缓率分别控制在10%和5%以下，儿童超重、肥胖上升趋势得到有效控制。

（9）儿童新发近视率明显下降，小学生近视率降至38%以下，初中生近视率降至60%以下，高中阶段学生近视率降至70%以下。0～6岁儿童眼保健和视力检查覆盖率达到90%以上。

（10）增强儿童体质，中小学生国家学生体质健康标准达标优良率达到60%以上。

（11）增强儿童心理健康服务能力，提升儿童心理健康水平。

（12）适龄儿童普遍接受性教育，儿童性健康服务可及性明显提高。

5. 儿童与健康主要目标策略措施

（1）优先保障儿童健康。

（2）完善儿童健康服务体系。

（3）加大儿童健康知识宣传普及力度。

（4）保障新生儿安全与健康。

（5）加强出生缺陷综合防治。

（6）加强儿童预防保健服务和管理。

（7）强化儿童疾病防治。

（8）加强儿童免疫规划疫苗管理和预防接种。

（9）加强儿童早期发展服务。

（10）改善儿童营养状况。

（11）有效控制儿童近视。

（12）增强儿童身体素质。

（13）加强儿童心理健康服务。构建儿童心理健康教育、咨询服务、评估治疗、危机干预和心理援助公共服务网络。中小学校配备心理健康教育教师。积极开展生命教育和挫折教育，培养儿童珍爱生命意识和自我情绪调适能力。关注和满足孤儿、事实无人抚养儿童、留守儿童和困境儿童心理发展需要。提高教师、家长预防和识别儿童心理行为异常的能力，加强儿童医院、精神专科医院和妇幼保健机构儿童心理咨询及专科门诊建设。大力培养儿童心理健康服务人才。

（14）为儿童提供性教育和性健康服务。

（15）加强儿童健康领域科研创新。

**（二）《"十四五"中医药发展规划》中与儿童健康发展相关条目**

2022年国务院办公厅发布的《"十四五"中医药发展规划》中与儿童健康发展相关条目，彰显了国家关注儿童身体及心理健康的重视程度。

在提升中医药健康服务能力方面，彰显中医药在健康服务中的特色优势。提升疾病预防能力。实施中医药健康促进行动，推进中医治未病健康工程升级。开展儿童青少年近视、脊柱侧弯、肥胖等中医适宜技术防治。规范二级以上中医医院治未病科室建设。在各级妇幼保健机构推广中医治未病理念和方法。继续实施癌症中西医结合防治行动，加快构建癌症中医药防治网络。推广一批中医治未病干预方案，制定中西医结合的基层糖尿病、高血压防治指南。在国家基本公共卫生服务项目中优化中医药健康管理服务，鼓励家庭医师提供中医治未病签约服务。持续开展0～36个月儿童、65岁以上老年人等重点人群的中医药健康管理，逐步提高覆盖率。

在提高中西医结合水平方面，提升相关医疗机构中医药服务水平。引导专科医院、传染病医院、妇幼保健机构规范建设中医临床科室、中药房，普遍开展中医药服务，创新中医药服务模式，加强相关领域中医优势专科建设。优化妇幼中医药服务网络，提升妇女儿童中医药预防保健和疾病诊疗服务能力。

在建设高水平中医药传承保护与科技创新体系方面，加强重点领域攻关。在科技创新2030—重大项目、重点研发计划等国家科技计划中加大对中医药科技创新的支持力度。深化中医原创理论、中药作用机理等重大科学问题研究。开展中医药防治重大、难治、罕见疾病和新发突发传染病等诊疗规律与临床研究。加强中医药临床疗效评价研究。加强开展基于古代经典名方、名老中医经验方、有效成分或组分等的中药新药研发。支持儿童用中成药创新研发。推动设立中医药关键技术装备项目。

**（三）《中医药振兴发展重大工程实施方案》中关于中医治未病能力建设方面条目**

2023年2月，国务院办公厅发布的《中医药振兴发展重大工程实施方案》中关于中医治未病能力建设方面指出：一是推动若干地级市开展区域中医治未病中心试点建设，探索相关政策机制，推广适宜技术，普及健康知识，进一步带动提升区域中医治未病服务能力。二是实施重点人群中医药健康促进项目，开展中医适宜技术防控儿童青少年近视试点、妇幼健康中医适宜技术推广试点。

**（四）《"健康中国2030"规划纲要》中有关儿童健康方面条目**

《"健康中国2030"规划纲要》序言中指出党和国家历来高度重视人民健康。新中国成立以来特别是改革开放以来，我国健康领域改革发展取得显著成就，城乡环境面貌明显改善，全民健身运动蓬勃发展，医疗卫生服务体系日益健全，人民健康水平和身体素质持续提高。2015年我国人均预期寿命已达76.34岁，婴儿死亡率、5岁以下儿童死亡率、孕产妇死亡率分别下降到8.1‰、10.7‰和20.1/10万，总体上优于中高收入国家平均水平，为全面建成小康社会奠定了重要基础。同时，工业化、城镇化、人口老龄化、疾病谱变化、生态环境及生活方式变化等，也给维护和促进健康带来一系列新的挑战，健康服务供给总体不足与需求不断增长之间的矛盾依然突出，健康领域发展与经济社会发展的协调性有待增强，需要从国家战略层面统筹解决关系健康的重大和长远问题。

全民健康是建设健康中国的根本目的。立足全人群和全生命周期两个着力点，提供公平可及、系统连续的健康服务，实现更高水平的全民健康。要惠及全人群，不断完善制度、扩展服务、提高质量，使全体人民享有所需要的、有质量的、可负担的预防、治疗、康复、健康促进等健康服务，突出解决好妇女儿童、老年人、残疾人、低收入人群等重点人群的健康问题。要覆盖全生命周期，针对生命不同阶段的主要健康问题及主要影响因素，确定若干优先领域，强化干预，实现从胎儿到生命终点的全程健康服务和健康保障，全面维护人民健康。

在防治重大疾病方面指出实施慢性病综合防控战略，加强国家慢性病综合防控示范区建设。强化慢性病筛查和早期发现，针对高发地区重点癌症开展早诊早治工作，推动癌症、脑卒中、冠心病等慢性病的机会性筛查。基本实现高血压、糖尿病患者管理干预全覆盖，逐步将符合条件的癌症、脑卒中等重大慢性病早诊早治适宜技术纳入诊疗常规。加强学生近视、肥胖等常见病防治。到2030年，实现全人群、全生命周期的慢性病健康管理，总体癌症5年生存率提高15%。加强口腔卫生，12岁儿童患龋率控制在25%以内。

在提高妇幼健康水平方面指出实施母婴安全计划，倡导优生优育，继续实施住院分娩补助制度，向孕产妇免费提供生育全过程的基本医疗保健服务。加强出生缺陷综合防治，构建覆盖城乡居民，涵盖孕前、孕期、新生儿各阶段的出生缺陷防治体系。实施健康儿童计划，加强儿童早期发展，加强儿科建设，加大儿童重点疾病防治力度，扩大新生儿疾病筛查，继续开展重点地区儿童营养改善等项目。提高妇女常见病筛查率和早诊早治率。实施妇幼健康和计划生育服务保障工程，提升孕产妇和新生儿危急重症救治能力。

在维护残疾人健康方面指出制定实施残疾预防和残疾人康复条例。加大符合条件的低收入残疾人医疗救助力度，将符合条件的残疾人医疗康复项目按规定纳入基本医疗保险支付范围。建立残疾儿童康复救助制度，有条件的地方对残疾人基本型辅助器具给予补贴。将残疾人康复纳入基本公共服务，实施精准康复，为城乡贫困残疾人、重度残疾人提供基本康复服务。完善医疗机构无障碍设施，改善残疾人医疗服务。进一步完善康复服务体系，加强残疾人康复和托养设施建设，建立医疗机构与残疾人专业康复机构双向转诊机制，推动基层医疗卫生机构优先为残疾人提供基本医疗、公共卫生和健康管理等签约服务。制定实施国家残疾预防行动计划，增强全社会残疾预防意识，开展全人群、全生命周期残疾预防，有效控制残疾的发生和发展。加强对致残疾病及其他致残因素的防控。推动国家残疾预防综合试验区试点工作。继续开展防盲治盲和防聋治聋工作。

在完善国家药物政策方面指出巩固完善国家基本药物制度，推进特殊人群基本药物保障。完善现有免费治疗药品政策，增加艾滋病防治等特殊药物免费供给。保障儿童用药。完善罕见病用药保障政策。建立以基本药物为重点的临床综合评价体系。按照政府调控和市场调节相结合的原则，完善药品价格形成机制。强化价格、医保、采购等政策的衔接，坚持分类管理，加强对市场竞争不充分药品和高值医用耗材的价格监管，建立药品价格信息监测和信息公开制度，制定完善医保药品支付标准政策。

在预防和减少伤害方面指出建立伤害综合监测体系，开发重点伤害干预技术指南和标准。加强儿童和老年人伤害预防和干预，减少儿童交通伤害、溺水和老年人意外跌落，提高儿童玩具和用品安全标准。预防和减少自杀、意外中毒。建立消费品质量安全事故强制报告制度，建立产品伤害监测体系，强化重点领域质量安全监管，减少消费品安全伤害。

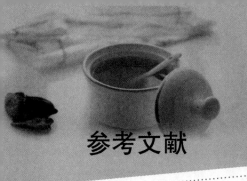

# 参考文献

[1] 谢清萍. 儿童常见病预防及用药常识[J]. 世界最新医学信息文摘, 2016, 16(09): 112.

[2] 国家卫生和计划生育委员会, 国家中医药管理局.流行性感冒诊疗方案(2018年版)[J]. 中国感染控制杂志, 2018, 17(2): 181-184.

[3] 范倩倩, 朱珠. 儿科常用退热与感冒药及其用药安全风险预防[J]. 药物流行病学杂志, 2013, 22(11): 619-623.

[4] 徐保平, 申昆玲. 第23届国际儿科大会各专业及专题学术交流概述[J]. 中华儿科杂志, 2002, 40(1): 4-19.

[5] 刘小群. 家长喂药不当导致儿童意外伤害的原因分析及预防[J]. 医学理论与实践, 2012, 25(8): 990-991.

[6] 高立伟, 徐保平. 儿童流行性感冒的诊治与预防策略[J]. 临床药物治疗杂志, 2018, 16(01): 6-12.

[7] 蒲慕明. 脑科学的未来[J].心理学通讯, 2019, 2(2): 80-83.

[8] 陆林, 刘晓星, 袁凯. 中国脑科学计划进展[J]. 北京大学学报(医学版), 2022, 54(5): 791-795.

[9] Ngai J. BRAIN 2.0:transforming neuroscience[J]. Cell , 2022, 185 (1): 4-8.

[10] Lin M K, Takahashi Y S, Huo B X, et al. A high-throughput neurohistological pipeline for brain-wide mesoscale connectivity mapping of the common marmoset [J]. Elife, 2019, 8: e40042.

[11] 罕艳菊, 张星贺, 何卓娟, 等.当代小儿推拿治疗脑瘫的选穴规律研究[J].中医药导报, 2020, 26(1): 50-53.

[12] 王秋莉, 刘应科, 杨晔, 等. 捏脊按摩联合针灸治疗改善小儿脑瘫吞咽障碍的临床观察[J]. 中国妇幼健康研究, 2017, 28(2): 56-57.

[13] 景国栋. 针灸治疗小儿脑瘫合并智力障碍35例临床观察[J]. 国医论坛, 2020. 35(2): 36-37.

[14] 胡楠, 吴至凤.针灸在儿童脑瘫康复治疗中的研究进展[J]. 重庆医学, 2023, 52(23): 3643-3647.

[15] 石学敏. 针灸学[M]. 北京: 中国中医药出版社, 2002.

[16] 马融. 中医儿科学[M]. 北京: 中国中医药出版社, 2016.

[17] 罗荣, 金曦. 妇幼保健质量与安全管理(儿童保健)[M]. 北京: 人民卫生出版社, 2019.

[18] 陈雪瑾. 多元化中医药健康管理服务在儿童保健工作中的开展效果分析[J]. 中医药管理杂志, 2023, 31(12): 142-144.

[19] 叶霞, 毛丽燕. 儿童保健管理中的中医药策略安全性与有效性探讨[J]. 中医药管理杂志, 2024, 32(1): 184-186.

[20] 杨超超. 基于中医药健康管理模式的儿童保健服务实践与效果[J]. 中医药管理杂志, 2020, 28(24): 142-143.

[21] 薛展英, 蔡利强, 张民, 等. 基于全科团队的儿童中医健康管理实施路径与效果评价[J]. 中国妇幼健康研究, 2017, 28(4): 494-495.

[22] 赵壮壮, 阿英嘎, 陈培友, 等. 近25年我国儿童青少年身体活动相关因素研究的系统综述[J]. 中国体育科技, 2022, 58(6): 6.

[23] 冯俊鹏, 严翊. 国内外儿童、青少年体力活动现状分析——基于2018年《全球儿童, 青少年体力活动报告》[J]. 中国运动医学杂志, 2019(12): 7.

[24] 张丹青, 路瑛丽, 刘阳. 身体活动和静态生活方式的影响因素——基于我国儿童青少年的系统综述[J]. 体育科学, 2019, 39(12): 62-75.

[25] 刘炎武. 儿童保健工作中应用系统化心理干预的效果分析[J]. 中国医药科学, 2023, 13(8): 102-105.

[26] 张毅, 吕博, 孟开. 北京市儿科医师资源配置公平性分析[J]. 中华医院管理杂志, 2021, 37(7): 575-579.

[27] 李怡霖, 熊子蕙, 房惠妍, 等. 我国医防融合政策分析: 政策演化与政策工具运用[J]. 中国卫生政策研究, 2023, 16(1): 19-27.

[28] 姚常房. 推进儿童医疗卫生服务高质量发展[N]. 健康报, 2024.

[29] 陈晶. 我国加快推进儿童医疗卫生服务高质量发展[N]. 人民政协报, 2024.

[30] 金振娅. 国家卫健委等10部门: 推进儿童医疗卫生服务高质量发展[N]. 光明日报, 2024.

[31] 白剑峰. 推进儿童医疗卫生服务高质量发展[N]. 人民日报, 2024.

[32] 裴枫, 刘晓燕, 邰雪莉, 等. 再论《黄帝内经》五运六气历法[J]. 浙江中医药大学学报, 2022, 46(12): 1342-1346.

[33] 李智, 邓嘉咏, 张立平. 《黄帝内经》"五运六气"基本术语英译研究[J]. 亚太传统医药, 2022, 18(12): 234-239.

[34] 王霜. 六气的时令特点及用药规律研究[D]. 中国中医科学院, 2022.

[35] 徐颖, 甘倩, 张倩, 等. 2019—2021年中国11～14岁儿童饮料摄入量与近视的关系[J]. 卫生研究, 2022, 51(5): 707-712, 719.

[36] 刘苗苗, 童莺歌, 薛子豪, 等. 青少年《身体姿势与腰背痛》问卷的汉化[J]. 健康研究, 2021, 41(5): 509-512, 518.

[37] 谢鸿炜, 张桦. 颈型颈椎病诊断与发生机制的研究进展[J]. 脊柱外科杂志, 2021, 19(2): 136-140.

[38] 周寇扣, 陈一秀, 曹艳霞. 颈椎亚健康状态相关现状的初步研究[J]. 当代医学, 2019, 25(18): 185-188.

[39] 金玲玲. 青少年患颈椎病的趋势研究[J]. 心血管外科杂志(电子版), 2018, 7(2): 390-391.

[40] 汤昆, 高瑞芳, 蒋雪红, 等. 临床治疗结合居家训练改善青少年脊柱侧弯的疗效分析[A]. 第十三届全国体育科学大会, 2023.

[41] 章宏华, 李居权, 梁泰金, 等. 功能性动作筛查对青少年脊柱侧弯患者损伤风险的评估[A]. 2023年中国生理学会运动生理学专业委员会学术会议暨运动生理学专业委员会成立20周年庆祝大会, 2023.

[42] Kazeminasab S, Nejadghaderi S A, Amiri P, et al. Neck pain: global epidemiology, trends and risk factors[J]. BMC Musculoskelet Disord, 2022, 23(1): 26.

[43] 陆辰馨. 侵入式教养对儿童外化行为问题的影响[D]. 浙江大学, 2021.

[44] 翁娇. 照顾者因素及亲子二元同步对PCBI干预疗效的影响[D]. 南京医科大学, 2019.

[45] Yirmiya K, Djalovski A, Motsan S, et al. Stress and immune biomarkers interact with parenting behavior to shape anxiety symptoms in trauma-exposed youth[J]. Psychoneuroendocrinology. 2018, 98: 153-160.

[46] Apter-Levi Y, Pratt M, Vakart A, et al. Maternal depression across the first years of life compromises child psychosocial adjustment; relations to child HPA-axis functioning[J]. Psychoneuroendocrinology. 2016, 64: 47-56.

[47] 葛立宏. 儿童口腔健康指导[M]. 北京: 人民卫生出版社, 2010.

[48] 苗江霞, 荣文笙. 0-6岁儿童口腔健康管理实用手册[M]. 北京: 中国科学技术出版社. 2020

[49] 葛立宏. 儿童口腔医学[M]. 第5版. 北京: 人民卫生出版社, 2020.

[50] 王洁雪, 黄睿洁. 儿童口腔健康管理手册[M]. 成都: 四川大学出版社, 2019.

[51] 周芯竹, 丁玲, 李昊哲, 等. 与低龄儿童龋发生密切相关的代谢组学和蛋白组学生物标志物研究[C]. 中华口腔医学会口腔预防医学专业委员会第23次口腔预防学术会议会

议，2023.

[52] 康莹,丁琴,汪隼.学龄前儿童家长对口腔不良习惯的认知调查[J].上海口腔医学,
    2024,33(01):101-105.

[53] 杨艳会,陈吉明.199例学龄前儿童龋齿的影响因素研究[J].现代医药卫生,
    2024,40(02):279-282.

[54] 汤雁利,龚斌,沈涛,等.康复新治疗牙周炎的机制研究[J].现代医药卫生,2024,40(07):
    1098-1104.

[55] 范志红.牙不好只能吃软食怎么才能补营养[J].家庭医药·就医选药,2022(09):74-75.

[56] 张钦,姜玲玲.乳牙的使命,恒牙的新生——替牙期的重要性[J].人人健康.2023(34):
    74.

[57] 马思雨,郭欣欣,荆雪,等.氟化氨银预防及抑制龋齿的Meta分析[J].现代口腔医学杂志,
    2024,38(02):123-127.

[58] 张卓.改良FR-Ⅲ矫治器矫治安氏Ⅲ类错𬌗的临床疗效观察[J].中国冶金工业医学杂
    志,2023,40(06):698-699.

[59] 周俊红,董晓婕.青少年牙外伤该怎么办[J].青春期健康,2023,21(11):12-13.

[60] 潘星星,刘伟,华文兵.窝沟封闭剂联合涂氟预防儿童第一恒磨牙龋病效果的临床研究
    [J].口腔材料器械杂志,2023,32(04):266-270.

[61] 马竟.青少年在高强度训练期间口腔卫生习惯对牙周健康的影响[J].中国医学工程,
    2015,23(06):89-91.

[62] 魏海燕.口腔保健,不仅仅是正确刷牙[J].人人健康,2022(23):33.

[63] 王珮珮,董加洪,叶文成,等.学龄前儿童不良口腔习惯与错𬌗畸形发生的相关性研究
    及应对措施[J].中国现代医生,2017,55(13):75-78.

[64] 易红梅,卢宜芳.口腔正畸患者发生交叉感染的高危因素及预防性护理措施[J].医疗装
    备,2023,36(19):115-117.

[65] 黄雪花,马柯.牙痛治不好当心三叉神经痛[J].大众健康,2023(07):52-53.

[66] 高碧聪,杨叶,范宇.儿童牙齿外源性着色成因及防治的研究进展[J].口腔医学,2023,
    43(12):1124-1128.

[67]American Dental Association. Guideline on Management of the Developing Dentition
    and Occlusion in Pediatric Dentistry[J]. Pediatric Dentistry, 2016, 38(6): 289-301.

[68] American Dental Association. (2019). Oral Health Topics: Gum Disease. Retrieved
    from https://www.ada.org/en/member-center/oral-health-topics/gum-disease.

[69]Featherstone, J. D. (2008). Dental caries: a dynamic disease process. Australian Dental

Journal, 53(3), 286-291.

[70] Hu D Y, Hong X, Li X. Oral health in China—trends and challenges[J].International Journal of Oral Science, 2011, 3(1): 7-12.

[71] Mejàre I, Axelsson S, Dahlén G, et al. Caries risk assessment. A systematic review[J]. Acta Odontologica Scandinavica, 2014, 72(2), 81-91.

[72] Petersen P E. The World Oral Health Report 2003: continuous improvement of oral health in the 21st century--the approach of the WHO Global Oral Health Programme[J]. Community Dent Oral Epidemiol. 2003, 31(Suppl 1): 3-23.

[73] Pitts, N. B., Zero, D. T., Marsh, P. D., et al. Dental caries[J]. Nature Reviews Disease Primers, 2017, 3(1): 1-16.

[74] Sgan-Cohen, H. D., Evans, R. W., Whelton, H., et al. Oral Health Epidemiology: Principles and Practice[M]. CRC Press, 2013.

[75] 钱玲, 汪迎春. 儿童牙齿畸形的预防与治疗[J]. 中华保健医学杂志, 2018, 20(3): 182-184.

[76] 刘丽霞, 陈思思. 中医药在儿童口腔健康管理中的应用研究[J]. 中国儿童保健杂志, 2016, 24(6): 570-573.

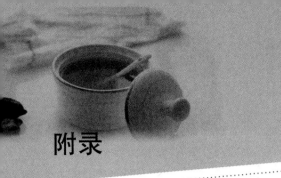

# 附录

一、国务院办公厅关于印发中医药振兴发展重大工程实施方案的通知　国办发〔2023〕3号　https://www.gov.cn/gongbao/content/2023/content_5747262.htm?eqid=aa88550c0009989f00000003647d639d

二、国家卫生健康委办公厅关于印发防控儿童青少年近视核心知识十条的通知　国卫办妇幼函〔2023〕278号　https://www.gov.cn/zhengce/zhengceku/202307/content_6894284.htm

三、国务院办公厅关于印发"十四五"中医药发展规划的通知　国办发〔2022〕5号　https://www.gov.cn/gongbao/content/2022/content_5686029.htm

四、国务院关于印发中国妇女发展纲要和中国儿童发展纲要的通知　国发〔2021〕16号　https://www.gov.cn/gongbao/content/2021/content_5643262.htm

五、健康中国行动（2019—2030年）　https://www.gov.cn/xinwen/2019-07/15/content_5409694.htm

六、国务院办公厅关于印发国民营养计划（2017—2030年）的通知　国办发〔2017〕60号　https://www.gov.cn/zhengce/zhengceku/2017-07/13/content_5210134.htm

七、中共中央国务院印发《"健康中国2030"规划纲要》　https://www.gov.cn/zhengce/2016-10/25/content_5124174.htm